RÉPONSES À TOUTES LES QUESTIONS QUE VOUS VOUS POSEZ SUR L'ALIMENTATION DE VOTRE ENFANT

Pr Patrick Tounian

RÉPONSES À TOUTES LES QUESTIONS QUE VOUS VOUS POSEZ SUR L'ALIMENTATION DE VOTRE ENFANT

Odile Jacob

15, rue Soufflot, 75005 Paris

www.odilejacob.fr

ISBN : 978-2-7381-3128-7

Introduction

Encore un livre consacré à l'alimentation de l'enfant, vous dites-vous ? Mais que peut-il apporter de plus que les dizaines d'autres qui existent déjà sur ce thème ? Votre question est parfaitement légitime, les ouvrages destinés à vous conseiller sur la meilleure façon d'alimenter votre enfant sont en effet nombreux. Si on y ajoute les innombrables articles des magazines, les conseils de votre pédiatre, ceux de vos parents ou de vos amis, sans oublier les recommandations des industriels de l'alimentation infantile, ce sujet ne devrait plus avoir de secret pour vous.

Et pourtant, tous les parents continuent à avoir beaucoup d'interrogations. Avant tout parce qu'ils craignent de mal faire car bien nourrir son enfant demeure, à juste titre, une de leurs préoccupations majeures. Mais également en raison de la divergence des trop nombreux avis qu'ils reçoivent, parfois à l'origine d'une véritable cacophonie. Quel lait choisir ? Quel est l'âge idéal pour diversifier l'alimentation du nourrisson ? L'introduction des aliments réputés fortement allergéniques doit-elle être différée ? L'excès de sucres est-il vraiment nocif ? Doit-on préférer l'alimentation bio ? L'huile de palme est-elle dangereuse ? Comment éviter que son enfant ne devienne obèse ? Voilà quelques questions dont les réponses sont loin d'être consensuelles.

Pourquoi un sujet aussi important que l'alimentation de l'enfant donne-t-il lieu à autant de divergences ?

L'adultomorphisme est souvent à l'origine de multiples erreurs. Il s'agit de l'application à l'enfant de principes nutritionnels établis chez l'adulte. L'enfant n'est pas un adulte en miniature. Ses besoins nutritionnels, sa vulnérabilité ou les risques que lui fait courir une alimentation inappropriée sont spécifiques à son âge et différents de ceux des adultes. De nombreuses recommandations inadaptées sont liées à cette confusion : la restriction des graisses et du cholestérol, l'intérêt des fruits et légumes dans la prévention des cancers, la prévention des maladies cardio-vasculaires, etc. Elles proviennent souvent d'experts spécialisés uniquement dans la nutrition de l'adulte.

La mauvaise analyse des données scientifiques est aussi source de méprises. La médecine est une science, toutes les recommandations doivent se fonder sur des résultats objectifs correctement interprétés et non sur une intuition, si évidente puisse-t-elle paraître. La capacité d'analyse des données scientifiques s'acquiert par la réalisation de travaux de recherche et leur interprétation nécessite une expérience clinique de la prise en charge des patients. Lorsque l'une ou l'autre manque, des erreurs d'analyse peuvent être commises, conduisant à des avis inappropriés.

Les industriels entretiennent parfois les incertitudes en manipulant en leur faveur les prétendues propriétés nutritionnelles de leurs produits. Ils en vantent l'enrichissement par certaines vitamines dont les carences n'existent pas chez l'enfant, ils exhibent ostentatoirement l'absence de sucres ajoutés alors que leur produit est déjà naturellement très sucré, ils suggèrent, sans véritablement le mentionner, des effets bénéfiques sur la croissance ou l'intelligence qui n'existent pas, etc. Ces multiples allégations contribuent à entretenir un certain degré de confusion.

Enfin, et surtout, de nombreuses croyances viennent polluer les esprits et rendent difficile la transmission de recommandations scientifiquement établies. Par exemple, les aliments naturels comme les légumes, les fruits, le miel ou le poisson sont considérés comme sains et bénéfiques pour la santé de l'enfant, alors que les produits transformés suscitent la méfiance. Et pourtant, les légumes n'ont pas démontré leur intérêt chez l'enfant en dehors du traitement de la constipation, le sucre des fruits est identique à celui des sucres ajoutés dans les aliments industriels, le miel peut s'avérer dangereux avant l'âge de 1 an, et le poisson contient des métaux lourds et des substances cancérigènes. Toutes ces idées préconçues, et bien d'autres encore que nous développerons dans cet ouvrage, sont tellement ancrées dans les esprits que mêmes certains professionnels de santé sont convaincus de leur authenticité et contribuent ainsi à leur pérennisation.

Pourquoi ce nouveau livre serait-il meilleur que les précédents ?

Cette question est également tout à fait fondée car la nutrition pédiatrique est l'un des domaines de la médecine où les recommandations varient souvent avec le temps, en fonction des résultats des nouveaux travaux scientifiques réalisés. Je me garderai donc bien de considérer cet ouvrage comme la référence absolue de l'alimentation de l'enfant. Son objectif principal sera de transcrire au mieux les toutes dernières recommandations des comités d'experts internationaux à travers le regard d'un pédiatre spécialisé en nutrition depuis plus de vingt ans. J'espère que l'expérience acquise au sein du service de nutrition pédiatrique de l'hôpital Armand-Trousseau dans lequel je travaille depuis 1990 et les précédents livres écrits en collaboration avec de remarquables coauteurs sur le même sujet m'aideront à donner aux parents soucieux de bien nourrir leur enfant des réponses concrètes et satisfaisantes aux nombreuses questions qu'ils se posent.

CHAPITRE I

L'allaitement au sein

1. Comment se préparer pendant la grossesse pour réussir au mieux un allaitement ?

La décision d'allaiter son bébé doit se prendre bien avant l'accouchement. Toutes les mères savent que leur lait est le meilleur aliment pour leur enfant, mais il demeure indispensable que le couple discute ensemble et avec des professionnels avant de faire un choix qui doit être consensuel et désiré. Pour bien réussir un allaitement, il est impératif d'en avoir réellement envie. Toutes les décisions prises sous la contrainte d'un proche ou d'un professionnel de santé, ou simplement par crainte de ne pas donner le meilleur à son bébé, sont vouées à l'échec à plus ou moins court terme. Il faut donc respecter le choix d'une mère qui a décidé de ne pas allaiter, et ce quelles que soient les raisons qu'elle invoque.

Une fois la décision prise, aucun régime particulier ni aucune préparation des seins ne sont nécessaires avant l'accouchement. La mère peut tout simplement s'apprêter à vivre un moment fusionnel d'une rare intensité avec son bébé, dont elle gardera un souvenir ému toute sa vie.

2. Quand mettre le nouveau-né au sein ?

Il faut mettre le nouveau-né au sein le plus précocement possible après la naissance, au mieux en salle de travail. Cela permet de lui faire bénéficier du colostrum qui est le premier lait, riche en protéines et en éléments anti-infectieux, évite une période de jeûne dangereuse autrefois préconisée et facilite la montée laiteuse.

Cette première mise au sein devra cependant être précédée d'un examen du nouveau-né afin d'éliminer une malformation digestive qui interdirait toute alimentation (imperméabilité de l'œsophage ou de l'anus). Celui-ci sera effectué dès la naissance par la sage-femme ou par le pédiatre.

3. Peut-on proposer un ou deux biberons de lait infantile au nouveau-né pour permettre à la mère de se reposer après l'accouchement ?

Au cours de la nuit suivant un accouchement difficile ou une césarienne, il arrive qu'un ou deux biberons de lait infantile soient proposés au nouveau-né pour permettre à la mère de dormir et se reposer. Si la mère reprend ensuite un allaitement exclusif, ces biberons peuvent s'avérer particulièrement néfastes en favorisant la survenue ultérieure d'une allergie aux protéines du lait de vache. En effet, lorsque le bébé a été en contact avec des protéines du lait de vache (celles contenues dans le lait infantile), il est impératif que celui-ci se poursuive. S'il est interrompu et repris plusieurs semaines plus tard, lorsque la mère aura décidé de sevrer l'enfant, le risque de survenue d'une allergie au lait est multiplié par deux.

Si toutefois l'état de la mère ne permet vraiment pas de débuter l'allaitement immédiatement, le nouveau-né devra recevoir un lait dépourvu de protéines du lait de vache appelé hydrolysat poussé de protéines du lait de vache (voir Q. 32, p. 45).

4. Comment s'y prendre pour donner le sein à son bébé ?

Avant de donner le sein, les mamelons doivent être nettoyés avec de l'eau et la mère doit s'installer confortablement. L'enfant est positionné face à la mère, sa tête dans le prolongement de son corps. Un premier sein lui est alors offert, en veillant à ce qu'il soit alternativement différent lors de chaque tétée. Le second sein ne sera proposé qu'après avoir vidé le premier et si toutefois le nourrisson a encore faim. Si l'enfant est repu, il n'est pas nécessaire de lui proposer l'autre sein.

Pour éviter les crevasses, l'enfant doit prendre la presque-totalité de l'aréole dans la bouche et pas seulement le mamelon, de telle sorte que la lèvre soit retroussée. Pendant la tétée, la mère doit veiller à ce que les narines de son enfant plaquées sur le sein ne soient pas obturées ; pour ce faire, elle appuiera de part et d'autre de l'aréole avec son pouce et son index.

La durée de la tétée est d'environ 10 à 20 minutes. Il faut savoir que plus des trois quarts de la quantité totale de lait ingérée au cours d'une tétée l'est au cours des cinq premières minutes. Il est donc tout à fait possible qu'un enfant s'endorme au bout d'une dizaine de minutes lorsqu'il est au sein, tout simplement parce qu'il est repu. Dans ce cas, il est donc inutile de le stimuler pour qu'il se réveille et continue à téter, comme le font beaucoup de mères inquiètes par ce repas qu'elles jugent trop bref. Lorsque les tétées se prolongent, le bébé n'ingère quasiment plus de lait, mais se sert du mamelon comme d'une tétine qui l'aide à s'endormir.

La quantité ingérée est très variable d'une tétée à l'autre. Sauf indication médicale particulière, il est inutile de peser un nourrisson avant et après la tétée pour connaître la quantité de lait qu'il a ingérée. Une telle attitude est même source d'angoisse inutile car la prise de poids ne se juge pas sur un repas ni même sur une journée, mais sur plusieurs jours, voire plusieurs semaines pour les nourrissons plus âgés.

Le rythme des tétées est généralement de 6 à 8 par jour le premier mois, puis s'espace ensuite. Là encore, c'est l'enfant lui-même qui fixe ce rythme. Certains ont besoin de 8-10 tétées quotidiennes, surtout au cours des premières semaines, alors que d'autres se contentent de seulement 4-6 repas, et cela dès le premier mois de vie. Une prise de poids d'environ 200 g par semaine au cours des deux premiers mois est le seul critère de jugement fiable pour savoir si l'enfant boit suffisamment, quel que soit le rythme de ses tétées.

Après la tétée, les mamelons doivent être nettoyés, séchés et protégés à l'aide d'un coussinet jusqu'à la tétée suivante.

5. Doit-on proposer des biberons d'eau entre les tétées s'il fait chaud ?

Il est inutile de proposer des biberons d'eau entre les tétées à un nourrisson au sein, même s'il fait très chaud. D'ailleurs, l'enfant les refusera le plus souvent car il n'a pas soif et n'a pas l'habitude de boire de l'eau au biberon. Pour comprendre pourquoi, il suffit de calculer le volume de liquide (le lait maternel) que boit un nourrisson proportionnellement à son poids. À l'âge de 1 mois, il boit environ 600-700 ml de lait par jour pour un poids de 4,5 kg. Pour un adulte de 60 kg, cela correspond à un volume quotidien de liquide de 8 à 9 litres, largement suffisant pour étancher les soifs les plus intenses !

En revanche, en cas de diarrhée, il faut proposer, non pas de l'eau, mais un soluté de réhydratation orale vendu en pharmacie entre les tétées.

6. Doit-on suivre un régime alimentaire spécifique pendant l'allaitement ?

Une mère qui allaite doit avant tout manger à sa faim et boire à sa soif, qui sont souvent augmentées en raison de la production de lait. Il faut donc éviter les excès et les restrictions intempestives, sauf prescription médicale particulière.

Il y a malgré tout quelques règles diététiques à suivre pour éviter les carences chez l'enfant et surtout chez la mère. En effet, au cours de l'allaitement, tout comme lors de la grossesse, l'enfant est toujours privilégié au détriment des réserves de la mère, qui s'épuiseront pour préserver une composition optimale du lait. Mais lorsque l'alimentation de la mère est très déséquilibrée et les réserves faibles ou inexistantes (comme pour les acides gras essentiels qui participent au développement cérébral de l'enfant), une carence peut aussi survenir chez l'enfant. *Le régime de la mère doit ainsi comporter un apport suffisant de calcium (3-4 produits laitiers par jour), de fer (viande 2 fois par jour) et d'acides gras essentiels (poisson 1 à 2 fois par semaine).*

Les fruits doivent être consommés en quantité raisonnable pour éviter la survenue d'une diarrhée chez l'enfant (notamment les agrumes et les pruneaux). Les aliments à goût prononcé (ail, oignon, épices, etc.) peuvent modifier le goût du lait et incommoder l'enfant, sauf si la mère a l'habitude d'en consommer. L'alcool est interdit et les boissons excitantes (café, thé) doivent être consommées avec modération.

Dans les familles ayant un terrain allergique (asthme, eczéma, allergies alimentaires, rhume des foins, conjonctivite allergique chez l'un des deux parents ou l'un des frères et sœurs), les mères ont tendance à exclure certains aliments réputés fortement allergisants pendant l'allaitement (lait, œufs, crustacés, fruits exotiques, fruits à coque, cacahuète) par peur que leur enfant ne s'y sensibilise. Cette attitude n'est pas du tout justifiée. Il est même probable que la consommation de ces aliments pendant l'allaitement favorise au contraire l'acquisition de la tolérance et diminue donc le risque d'apparition d'une allergie. En effet, des fragments de protéines alimentaires ingérées par la mère passent en petites quantités dans le lait et permettent au système immunitaire de l'enfant de s'y habituer progressivement, évitant ainsi la survenue d'une allergie. Ils agissent en quelque sorte en induisant une véritable désensibilisation naturelle. Ce raisonnement est à rapprocher de celui qui justifie de ne pas différer l'introduction des aliments à fort potentiel allergisant lors de la diversification des nourrissons ayant un terrain familial allergique (voir Q. 46, p. 65).

7. Pourquoi doit-on donner des compléments vitaminiques aux nourrissons allaités ?

Il peut sembler paradoxal de devoir donner des compléments alimentaires à un nourrisson allaité, alors que le lait de sa mère est de toute évidence l'aliment parfait pour lui. Il faut en effet qu'il reçoive de la vitamine D tous les jours et de la vitamine K chaque semaine.

La vitamine D est produite au niveau de la peau sous forme d'une molécule appelée pré-vitamine D qui devient active sous l'effet de la lumière du soleil. Dans notre espèce, la composition du lait de mère s'est affinée pendant des millénaires au cours desquels les enfants vivaient dehors, en contact permanent avec les ultraviolets du soleil. La fabrication de vitamine D était donc suffisante pour assurer les besoins. Si aujourd'hui il est nécessaire de supplémenter les nourrissons allaités en vitamine, c'est tout simplement parce que nous ne nous sommes pas encore adaptés à notre nouveau mode de vie, protégés par nos vêtements et nos habitations de la lumière extérieure. Il faut même noter que les doses de vitamine D à donner sont plus importantes chez les enfants au sein que chez ceux nourris au lait industriel car ce dernier est enrichi en vitamine D (voir Q. 64, p. 87).

La vitamine K est principalement fabriquée par les bactéries de l'intestin. Elle intervient dans les processus de coagulation du sang et une carence peut entraîner des hémorragies sévères. Le lait de mère ne contient pas suffisamment de vitamine K, la majeure partie des apports vitaminiques K provient de la production bactérienne intestinale. Si, dans la majorité des cas, il n'y a aucun risque de déficit, il existe toutefois certaines situations pathologiques comme la prise d'antibiotiques qui détruit les bactéries productrices de vitamine K, au cours desquelles le faible contenu du lait de mère en vitamine K ne permet pas de compenser ce défaut de production, et des hémorragies cérébrales gravissimes peuvent survenir chez le nouveau-né ou le jeune nourrisson. Dans la mesure où d'une part il n'y a aucun risque de surdosage en vitamine K et d'autre part une carence peut avoir des conséquences dramatiques, on supplémente par prudence tous les nourrissons allaités jusqu'au sevrage. Ils doivent donc recevoir 2 mg par semaine de vitamine K jusqu'à ce qu'ils prennent au moins un biberon de lait infantile. Notons que cette supplémentation n'est pas nécessaire chez les nourrissons au biberon car les laits infantiles contiennent dix fois plus de vitamine K que le lait de mère.

8. Quels sont les médicaments autorisés pendant l'allaitement ?

La plupart des médicaments administrés à la mère passent dans son lait et sont donc ingérés par l'enfant, mais ils ne sont potentiellement toxiques que s'ils sont présents à des concentrations importantes dans le lait et s'ils sont absorbés sous une forme intacte par le tube digestif du nourrisson. Certains médicaments sont ainsi détruits par l'acide chlorhydrique présent dans l'estomac de l'enfant et ne présentent donc aucun danger pour lui.

Il ne faut jamais prendre un médicament lorsqu'on allaite sans s'être assurée de son innocuité pour l'enfant. Il ne faut pas non plus intempestivement arrêter l'allaitement, même pendant quelques jours, car cette interruption est souvent inutile et peut surtout contribuer au tarissement prématuré de la production de lait. Les médicaments suivants d'utilisation courante peuvent être pris sans danger, à condition de bien en respecter la posologie : paracétamol, amoxicilline, Spasfon®, Smecta®, oméprazole (Mopral®). En revanche, les anti-inflammatoires (dont l'aspirine), les produits iodés et de nombreux antibiotiques sont à éviter chez une mère allaitante. Des traitements courts sont néanmoins possibles sous prescription médicale exclusive. Des informations fiables et régulièrement mises à jour sont disponibles sur le site Internet du Centre de référence sur les agents tératogènes[1] (CRAT). Dans le tableau page suivante figurent les médicaments contre-indiqués ou fortement déconseillés au cours de l'allaitement.

1. www.lecrat.org

Médicaments contre-indiqués ou fortement déconseillés au cours de l'allaitement	
– anti-inflammatoires (sauf si traitement ponctuel de 2-3 jours) – amiodarone – anticancéreux – anticoagulants oraux – atropine et apparentés – bêtabloquants – carbamazépine – chloramphénicol – cotrimoxazole – dérivés de l'ergot de seigle – fluoroquinolones – immunosuppresseurs	– iode, iodures (présents dans certains antitussifs) et produits iodés – lamotrigine – métronidazole – phénylbutazone – produits radioactifs – quinine – rétinoïdes – sels d'or – sulfamides (antibactériens ou antidiabétiques) – tétracyclines – valproate de sodium

9. Comment éviter les crevasses ?

Les crevasses sont des gerçures du mamelon qui se manifestent par des petites lignes rouges à leur surface et surtout une douleur lors des tétées. Comme les gerçures des lèvres, elles sont dues à des microtraumatismes consécutifs – dans ce cas précis, à une mauvaise prise du sein par l'enfant, mais aussi à une macération en milieu humide des mamelons. La douleur peut être telle qu'elle peut conduire à un arrêt prématuré de l'allaitement.

Pour éviter les crevasses, il faut avant tout que l'enfant prenne presque toute l'aréole dans la bouche lorsqu'il tète et pas seulement le mamelon. Cette position évite que le bébé ne traumatise le mamelon en le mâchonnant avec ses gencives. Il faut également rincer et surtout sécher les mamelons après chaque tétée et les protéger à l'aide d'un coussinet entre celles-ci, en veillant à le changer régulièrement pour éviter la macération au sein d'un coussinet imprégné de lait. Dans certains cas, il peut être nécessaire d'utiliser des coquilles d'allaitement (disponibles en pharmacie) qui, en gardant le mamelon au sec entre les tétées, peuvent permettre la guérison des crevasses les plus rebelles.

10. Comment éviter l'engorgement des seins ?

Un engorgement des seins survient lorsqu'ils sont insuffisamment vidés par l'enfant. Il se manifeste par une tension mammaire douloureuse qui peut rendre l'allaitement pénible.

Pour l'éviter, il faut veiller à bien vider un sein avant de passer à l'autre et alterner le premier sein donné à l'enfant d'une tétée à l'autre. Si un engorgement mammaire apparaît malgré tout, la pression manuelle des seins sous une douche chaude permet de les vider et apporte un soulagement.

11. Comment stimuler la production de lait lorsqu'elle est insuffisante ?

Il peut arriver que la production de lait diminue transitoirement, notamment vers la troisième-quatrième semaine après l'accouchement. La seule solution pour corriger cette insuffisance passagère est de mettre son bébé plus souvent au sein. En effet, la production de lait repose sur la stimulation des terminaisons nerveuses du mamelon lors de la tétée. Leur sollicitation accrue grâce aux tétées répétées permet un retour à l'ordre en quelques jours. Rappelons que l'augmentation de la fréquence des tétées favorise les crevasses, il faudra donc se montrer particulièrement vigilant pour éviter leur survenue (voir Q. 9, p. 20). Cependant, si l'insuffisance de lactation persiste malgré ces mesures et que l'enfant ne grossit plus correctement, des biberons de complément devront être donnés dans un second temps. Il est important de ne pas le faire trop tôt car, en réduisant la stimulation mammaire, ils risquent d'accélérer le tarissement de la sécrétion lactée. Il est donc important que vous preniez l'avis de votre pédiatre avant de décider d'ajouter des biberons de complément.

Malheureusement, de nombreuses idées préconçues et erronées circulent sur les méthodes permettant la stimulation de la production de lait. Voyons les plus courantes.

Il est souvent conseillé aux mères allaitantes de boire de grandes quantités d'eau pour favoriser la production de lait. Il est vrai que les besoins hydriques, et donc la soif, de ces mères sont augmentés et qu'il leur est nécessaire de boire davantage qu'à l'accoutumée pour assurer une production de lait optimale. En revanche, il est totalement inutile qu'elles boivent bien au-delà de leur soif en espérant augmenter leur production de lait. En effet, les besoins en eau sont parfaitement régulés par les centres contrôlant la soif et les boissons ingérées en l'absence de sensation de soif sont excrétées dans les urines et non dans le lait !

L'idée ancienne selon laquelle la bière contribue à augmenter la lactation est largement répandue. Elle provient probablement du fait que les mères qui allaitent et boivent de la bière déclarent avoir des seins plus tendus et des nourrissons repus pendant une durée plus prolongée, comme s'ils avaient consommé davantage de lait. En fait, l'alcool contenu dans la bière rend les nourrissons ivres et diminue ainsi à la fois leur capacité à bien vider les seins de leur mère, qui paraissent donc plus remplis, et les fait dormir plus longtemps. Les mères allaitantes peuvent donc se dispenser de boire de la bière pour avoir plus de lait, même sans alcool.

Enfin, des potions onéreuses censées stimuler la lactation sont vendues en pharmacie. Elles n'ont jamais démontré leur efficacité et ne remplaceront en aucun cas une bonne stimulation du mamelon par le bébé. Inutile de se ruiner en les achetant.

12. Que faire devant un nourrisson au sein qui grossit moins bien ?

Un nourrisson doit grossir d'environ 25 g par jour au cours de ses trois premiers mois, puis de 20 g par jour au cours des trois mois suivants. Il peut arriver qu'après quelques semaines à quelques mois d'allaitement au sein, il se mette à moins bien grossir. Il s'agit parfois d'une réduction temporaire de la production de lait qui se corrigera après l'augmentation du nombre des tétées. Mais si cette insuffisance persiste, il ne faut pas tarder à donner des compléments de lait infantile pour éviter qu'une dénutrition ne s'installe. Une consultation auprès du pédiatre s'impose bien entendu pour confirmer à la fois le diagnostic et l'intérêt des biberons de complément.

Il n'y a surtout aucune culpabilité à avoir, ni de doutes sur la qualité de votre lait. De telles situations ne sont pas rares et passer à un allaitement mixte (sein + biberons) n'a rien de déshonorant. Il évitera également bien des soucis à votre enfant.

13. Doit-on s'inquiéter lorsqu'un nourrisson allaité est constipé ?

Un nourrisson allaité au sein a habituellement 6 à 8 selles par jour semi-liquides, jaune d'or, d'odeur aigrelette et survenant le plus souvent après les tétées. Cette fréquence est en fait très variable d'un enfant à l'autre, elle peut parfois dépasser 8 selles par jour, mais également diminuer jusqu'à 1 selle par semaine seulement. C'est dans cette dernière situation que les parents s'inquiètent.

Une constipation apparente chez un enfant allaité ne doit pas inquiéter. En effet, la qualité du lait de mère est telle qu'il est absorbé par le tube digestif en presque-totalité, sans laisser de résidus, expliquant ainsi la rareté des selles.

Par conséquent, un bébé allaité et très constipé mais qui ne se plaint de rien, dont la prise de poids est bonne, l'appétit conservé, qui n'a ni ballonnements, ni vomissements, ni pleurs lors de la défécation ou de sang dans les selles ne nécessite aucune prise en charge particulière. Sa mère peut même se réjouir d'avoir un lait tellement bon qu'il ne produit aucun déchet. Une consultation auprès de son pédiatre s'impose néanmoins au moindre doute.

14. Que faire devant un nourrisson allaité qui pleure beaucoup ?

Il arrive que certains nourrissons allaités pleurent sans cesse jusqu'à désespérer les parents les plus sereins. Il faut le reconnaître, nous ne connaissons pas encore aujourd'hui précisément les causes médicales à l'origine de ces pleurs et sommes donc désarmés pour proposer une thérapeutique adaptée. C'est probablement pour cette raison que ces nourrissons subissent de nombreuses explorations inutiles (endoscopie digestive à la recherche d'une œsophagite, recherche d'une allergie alimentaire, échographie abdominale, etc.) qui aboutissent parfois à des diagnostics abusifs.

La première question que la mère doit se poser est de savoir si ces pleurs n'expriment pas son souhait inavoué d'arrêter l'allaitement au sein. Si c'est le cas, se contraindre à le poursuivre risque de pérenniser le problème et n'être bénéfique ni pour l'enfant ni pour la mère. Il faut donc passer au biberon sans culpabilité ni regret.

En revanche, si la mère veut absolument poursuivre l'allaitement, il faut avant tout qu'elle s'arme de patience car il y a peu de traitements réellement efficaces. L'eau de chaux peut parfois améliorer les choses, sans qu'on soit sûr s'il ne s'agit pas simplement d'un effet placebo. L'administration d'un probiotique, *Lactobacillus reuteri*, a démontré son intérêt dans cette indication. Bien que vendu sans ordonnance (Biogaïa®), il est préférable de ne le donner qu'après prescription médicale. Il est même souhaitable que l'enfant soit dans tous les cas examiné par un pédiatre pour être sûr que ses pleurs ne traduisent pas l'existence d'une maladie sous-jacente (constipation, pathologie rénale, eczéma très prurigineux, etc.). Mais cette dernière situation est rare car, rappelons-le, ces pleurs incessants sont aussi exaspérants qu'ils sont bénins, guérissant toujours sans jamais laisser de séquelles.

15. Doit-on s'inquiéter devant un nourrisson avec une jaunisse qui persiste ?

Il n'est pas rare que les nourrissons nourris au sein aient une coloration jaunâtre de la peau qui persiste pendant toute la durée de l'allaitement. En terme médical, cela s'appelle un ictère au lait de mère. Cette anomalie est due à la présence dans le lait de mère de molécules inhibant l'évacuation de la bilirubine du sang vers la bile (la bilirubine est le produit de dégradation de l'hémoglobine lors du renouvellement naturel des globules rouges). La bilirubine en excès dans le sang s'accumule alors sous la peau et les muqueuses (notamment les conjonctives des yeux) et leur confère une couleur jaunâtre.

En dehors du préjudice esthétique éventuel de cette jaunisse, sa présence n'entraîne aucun danger particulier pour l'enfant. Il n'y a donc rien à faire d'autre que patienter sereinement. Certains proposent d'interrompre temporairement l'allaitement ou de tirer le lait et le faire chauffer (la chaleur désactive les molécules responsables du défaut d'évacuation de la bilirubine) pour démontrer qu'il s'agit bien d'un ictère au lait de mère. Ces deux attitudes sont à proscrire car elles risquent de conduire à une interruption définitive de l'allaitement.

Il est cependant plus prudent de consulter son pédiatre dans tous les cas pour qu'il s'assure que la jaunisse n'est pas due à une autre cause. *Notons que si les selles sont blanches ou partiellement décolorées, une consultation en urgence s'impose.*

16. Quelle est la durée optimale de l'allaitement ?

On est tenté de répondre que la durée optimale d'un allaitement est celle que se fixe la mère. Tant qu'elle veut le poursuivre et que son activité professionnelle lui permet de le faire, elle peut continuer aussi longtemps qu'elle le souhaite. Il faut tout de même savoir qu'à partir de l'âge de 6 mois, un allaitement exclusif (c'est-à-dire sans biberons de complément) nécessite une supplémentation de l'enfant en fer. Il est également important de s'assurer que la croissance pondérale du nourrisson est correcte (voir Q. 12, p. 23).

Cette réponse ne satisfait généralement pas les mères qui désirent se fixer une durée précise d'allaitement. Il est néanmoins difficile de proposer une durée optimale qui soit consensuelle et objective. Cependant, en se basant sur des arguments nutritionnels et de protection contre les infections, une durée minimale de 4 à 6 semaines peut être proposée.

17. Comment sevrer un nourrisson allaité ?

Lorsque la décision de sevrage définitif a été prise par la mère, il devra si possible être étalé sur environ une à deux semaines, en remplaçant progressivement une tétée par un biberon. En pratique, pour un nourrisson de 2 mois ayant 5 tétées par jour, l'idéal est de remplacer dans un premier temps une tétée par un biberon de 150 ml de lait infantile, puis tous les 2 à 3 jours de répéter cette opération pour ainsi parvenir à un sevrage total en 8 à 12 jours. Cette durée peut bien sûr être raccourcie si la lactation se tarit prématurément.

18. Comment faire si un nourrisson au sein refuse de passer au biberon ?

Après un allaitement au sein de plusieurs mois, il n'est pas rare qu'un nourrisson ait du mal à boire au biberon et le refuse. Cela s'explique par des techniques de succion du sein et de la tétine différentes. En effet, la succion du sein nécessite une pression des gencives pour comprimer l'aréole mammaire, alors qu'une tétine doit être aspirée à l'aide de la bouche et de la langue sans utiliser de manière active les gencives.

Le refus du biberon entraîne souvent une angoisse majeure chez la mère, surtout lorsqu'elle doit imminemment reprendre son activité professionnelle. Mais il ne faut surtout pas paniquer et simplement s'armer de patience. En persévérant, tous les enfants céderont et accepteront le biberon. C'est parfois le père qui parvient à résoudre le problème lorsque la mère est trop angoissée, il ne faut donc pas hésiter à lui passer la main… et le biberon.

19. L'allaitement est-il meilleur pour la santé de l'enfant ?

Malgré les considérables progrès apportés dans la composition des laits infantiles, aucun n'a encore réussi à égaler les qualités du lait de mère, qui demeure donc le meilleur aliment des premiers mois de vie. De nombreux bénéfices pour l'enfant lui sont ainsi accordés, mais aucun ne peut formellement lui être attribué. En effet, dans la mesure où l'allaitement maternel est plus fréquent dans les familles socio-économiquement favorisées, il est difficile de savoir en toute objectivité si les avantages constatés sont liés au lait de mère ou aux conditions de vie favorables des parents. Toutefois, certains de ces bénéfices semblent hautement probables, alors que d'autres sont plus que discutables.

La protection contre les infections ORL, respiratoires et surtout digestives (gastro-entérites) est une des qualités majeures du lait de mère. Les anticorps et les globules blancs qu'il contient permettent de détruire les virus et les bactéries transmis à l'enfant, expliquant ainsi la moins grande fréquence des infections chez les nourrissons allaités.

L'allaitement au sein réduit certainement le risque de survenue d'allergies de toutes sortes, notamment alimentaires. La présence dans le lait de fragments de protéines alimentaires ingérées par la mère pourrait induire une espèce de désensibilisation naturelle et diminuer ainsi les allergies (voir Q. 6, p. 15).

Les enfants ayant été allaités ont de meilleures performances scolaires et de meilleurs résultats aux tests de quotient intellectuel que ceux qui ont été alimentés au biberon. Cela laisse à penser que le lait de mère pourrait favoriser le développement cérébral, possiblement en raison de son contenu optimal en acides gras poly-insaturés, nutriments essentiels pour la constitution du cerveau. Mais dans la mesure où ces enfants allaités sont plus souvent dans des familles favorisées, il n'est pas impossible que cet effet soit en partie lié au milieu familial encourageant la réussite scolaire.

Il est enfin hautement envisageable que l'allaitement ait d'autres bénéfices dont nous ignorons encore l'existence aujourd'hui. Les nombreux composants présents dans le lait de mère et n'existant pas dans les laits infantiles ont probablement des propriétés dont le bébé doit profiter. Le renforcement des liens affectifs entre la mère et l'enfant qu'entraîne la mise régulière au sein ne peut être aussi qu'intensément bénéfique pour l'épanouissement de ces deux êtres.

En revanche, la protection contre les maladies à déterminisme génétique important comme l'hypercholestérolémie, l'hypertension artérielle et surtout l'obésité est très improbable, pour ne pas dire inexistante. Il ne faut donc pas utiliser cet argument chez une mère obèse, hypercholestérolémique ou hypertendue pour l'encourager à allaiter son enfant.

20. Allaiter son enfant protège-t-il la mère contre le cancer du sein ?

Plusieurs études suggèrent qu'allaiter son enfant protège la mère contre le cancer du sein, la protection étant d'autant plus notable que la durée cumulée de l'allaitement a été importante. Donc, plus une femme a d'enfants et plus elle les allaite longtemps, moins elle aura de risque de développer un cancer du sein.

Mais là encore il faut rester prudent car les femmes qui allaitent sont différentes de celles qui optent pour le biberon et on ne peut exclure l'existence d'un biais dans l'interprétation des études. Cela dit, on ne peut qu'encourager les mères ayant des antécédents familiaux de cancer du sein à allaiter leur bébé.

21. Les mères qui ont choisi de ne pas allaiter doivent-elles se culpabiliser ?

Compte tenu des vraisemblables bénéfices nutritionnels, anti-infectieux, mais aussi économiques (les laits infantiles sont plus onéreux !) de l'alimentation au sein, il existe un consensus général pour encourager les mères à allaiter. Mais cet engouement légitime ne doit en aucun cas sombrer dans l'intolérance.

Les mères qui, pour des raisons qui les regardent, préfèrent le biberon au sein ne doivent pas se culpabiliser. Car bien qu'elles aient mûrement réfléchi avant de faire ce choix, elles ont souvent des remords de ne pas donner le meilleur à leur bébé, pour notamment le protéger contre certaines maladies. Pour les rassurer, rappelons que si certains bénéfices en termes de santé de l'allaitement maternel sont certes hautement probables, d'autres comme la protection contre l'obésité, l'hypercholestérolémie ou l'hypertension artérielle sont indûment mis en avant. De plus, la composition des laits infantiles est aujourd'hui très bien adaptée aux besoins nutritionnels des nourrissons. Et de toute façon, les mères qui optent pour l'allaitement sous la contrainte arrêtent rapidement et gardent souvent un très mauvais souvenir qui risque fortement de compromettre un éventuel allaitement pour un prochain enfant. Quant à celles qui demeurent indécises, le contact avec une association d'aide à l'allaitement comme la Coordination française pour l'allaitement maternel (CoFAM) peut les aider à trancher.

CHAPITRE II

L'alimentation au biberon

Les laits infantiles

22. Quel lait infantile choisir ?

Malgré les nombreuses marques différentes présentes sur le marché français, tous les laits infantiles standard se valent. Par laits infantiles standard, on entend ceux, 1er ou 2e âge, qui ne sont pas destinés à une affection particulière du nourrisson comme les laits AR pour les régurgitations, les laits hypoallergéniques (HA) pour prévenir la survenue d'allergie chez les nourrissons à risque, les laits avec hydrolyse poussée des protéines ou à base de protéines de riz en cas d'allergie aux protéines du lait de vache, ou les laits appauvris en lactose pour les diarrhées sévères. Bien que les parents restent le plus souvent fidèles à la marque prescrite par le pédiatre, *tous les laits infantiles standard sont interchangeables sans aucune crainte. Ne paniquez donc plus si votre pharmacien ou le supermarché du coin n'a plus la marque préférée de votre bébé !*

Il existe cependant de nombreux laits dont la composition diffère d'un lait standard et qui ne font pas partie de ceux cités précédemment. Heureusement, depuis la nouvelle loi sur les allégations, les industriels ne peuvent plus faire figurer sur l'étiquetage de leur produit une propriété quelconque sans qu'une étude scientifique en ait démontré l'existence. De nombreuses allégations ont ainsi disparu depuis cette nouvelle réglementation. Il faut donc considérer tous ces laits qui semblent plus sophistiqués (modification de la composition des protéines – caséines et protéines solubles – ou du contenu en lactose) comme des laits standard.

Une place à part doit cependant être accordée aux laits enrichis en probiotiques ou en prébiotiques car certains d'entre eux ont des propriétés démontrées (voir Q. 29, p. 41).

23. Quelle est la différence entre les laits 1er âge et les laits 2e âge ?

Les laits 2e âge se distinguent des laits 1er âge par une concentration un peu plus riche de la plupart des nutriments qui les composent (glucides, protéines, calcium, fer, vitamines, etc.), exceptés les lipides dont la teneur est réduite. Cet enrichissement permet à l'enfant de continuer à assurer ses besoins nutritionnels tout en consommant des volumes moindres de lait, puisque la diversification de son alimentation va conduire à une diminution relative de la quantité de lait bue. Quant à la réduction du contenu lipidique, l'idée est de permettre la transition entre l'alimentation du jeune nourrisson non diversifié dont 50 % des calories ingérées proviennent des lipides (ce pourcentage correspond en fait à celui du lait de mère) et celle de l'enfant plus âgé pour lequel les lipides représenteront 35 à 40 % des calories consommées.

De telles modifications sont justifiées pour notamment assurer les besoins en fer, en calcium et en acides gras essentiels. Cependant, l'analyse de la composition des différents laits présents sur le marché français montre que certains laits 2e âge ont des concentrations en ces nutriments identiques, voire inférieures, à celles de laits 1er âge d'une autre marque. Ce critère peut donc être pris en considération pour le choix d'un lait 2e âge, plus particulièrement pour les enfants dont les apports en ces trois nutriments principaux par le reste de l'alimentation sont insuffisants.

Ce constat doit également servir à relativiser la distinction entre les laits 1er et 2e âge. Il serait tout à fait possible de proposer un lait unique pour les nourrissons âgés de 0 à 1 an, dont la composition serait intermédiaire entre les laits 1er et 2e âge actuels. Le risque potentiel serait que les parents arrêtent prématurément de donner un lait infantile à leur enfant en considérant que le lait qu'il consommait au cours des premières semaines de sa vie n'est plus assez riche pour couvrir ses besoins plusieurs mois plus tard. C'est aussi une raison supplémentaire de l'existence des laits 2e âge, qui, avouons-le, permet également aux industriels de prolonger le marché des laits infantiles… mais pour la bonne cause.

24. Quand passer du lait 1er âge au lait 2e âge ?

Officiellement, le passage du lait 1er âge au lait 2e âge doit s'effectuer lorsqu'un des repas de l'enfant est totalement diversifié, c'est-à-dire composé d'une purée de légumes-viande et d'un dessert et dépourvu de lait infantile.

Cependant, il ne faut sûrement pas prendre cette recommandation au pied de la lettre ! Comme nous l'avons vu, les différences entre les laits 1er et 2e âge ne sont pas très importantes (voir Q. 23, p. 34), et le passage de l'un à l'autre pourra très bien se faire lorsque les stocks de laits 1er âge achetés par les parents seront épuisés. Peu importe qu'un des repas soit déjà diversifié, l'important est de ne pas stupidement jeter les boîtes de lait 1er âge sous prétexte que le moment de son remplacement est arrivé. Et que les parents se rassurent, une transition faite un peu trop tôt ou un peu trop tard par rapport aux recommandations officielles n'aura absolument aucune conséquence sur la croissance de leur enfant.

25. Les laits de croissance sont-ils utiles ?

Les laits de croissance sont destinés à prendre le relais des laits 2e âge entre 10 mois et 3 ans. Comparés au lait de vache standard, ils sont principalement enrichis en fer, en acides gras essentiels et en vitamines et appauvris en protéines et en sodium. Certains industriels leur attribuent des noms différents comme laits « Junior » ou « 3e âge », probablement pour en améliorer la vente, mais leur composition reste similaire aux laits de croissance.

Certaines rumeurs, malheureusement colportées parfois par des médecins, soutiennent que les laits de croissance sont un pur produit marketing destiné à prolonger le marché des laits infantiles qui s'effondrait lorsque l'enfant atteignait l'âge de 1 an, les parents décidant alors de passer au lait de vache standard, moins onéreux. Il est vrai que le terme « croissance » dont ils sont affublés peut faire office d'argument marketing.

Pourtant, tous les pédiatres spécialisés en nutrition s'accordent unanimement pour considérer les laits de croissance comme nécessaires pour assurer les besoins nutritionnels de l'enfant après l'âge de 1 an. Parmi les améliorations apportées par rapport au lait de vache, c'est indiscutablement l'enrichissement en fer (20 à 30 fois plus que le lait de vache) qui les rend incontournables. En effet, pour assurer les besoins en fer d'un enfant entre 1 et 3 ans, il faudrait lui apporter quotidiennement 350 ml de lait de croissance ou 100 g de viande ou 1,250 kg de lentilles ou 2 kg d'épinards ou… 20 litres de lait de vache (voir Q. 93, p. 134). Il va sans dire qu'une alternative aux laits de croissance semble difficile à trouver…

Les récalcitrants répondront que les laits de croissance sont récents (ils existent en France depuis une vingtaine d'années environ) et ne semblent donc pas avoir entravé la croissance de toutes les générations qui les ont précédés. En fait, la carence en fer, principal risque auquel expose la non-consommation de lait de croissance, s'exprime essentiellement par de la fatigue, une susceptibilité accrue aux infections virales ou une baisse des performances intellectuelles (voir Q. 92, p. 133) – tous symptômes qui peuvent être attribués à bien d'autres origines. Beaucoup de générations en ont donc peut-être souffert, sans savoir que des apports supplémentaires en fer les auraient évités…

26. Quelle est la différence de coût entre les laits de croissance et le lait de vache standard ?

Le caractère plus onéreux des laits de croissance constitue souvent un des arguments avancés contre eux. Leur coût moyen est effectivement d'environ 2 euros le litre, mais ce prix varie de 1 à 2,40 euros selon le lieu d'approvisionnement. En considérant le coût moyen du lait de vache à approximativement 1 euro le litre (lui aussi variable), on arrive à un surcoût quotidien moyen de 50 centimes pour un enfant en consommant 500 ml par jour (soit environ 2 biberons). Il est bien sûr possible de le réduire considérablement en s'approvisionnant dans les enseignes les plus avantageuses.

Si, malgré tout, cette somme semble excessive, il faut se consoler en se disant que le lait de croissance demeure le vecteur alimentaire le moins onéreux pour apporter du fer correctement assimilable par l'organisme à son enfant. Les autres sources alimentaires sont en effet plus coûteuses, soit par leur prix de vente élevé (viande), soit par les quantités qu'elles nécessitent pour apporter la même quantité de fer assimilable (légumes secs, épinards) (voir Q. 93, p. 134).

27. Pourquoi la plupart des laits de croissance sont-ils aromatisés et/ou sucrés ?

La majorité des laits de croissance sont aromatisés à la vanille et/ou sucrés. Ces ajouts sont destinés à améliorer leur acceptabilité, et notamment masquer le goût métallique qu'entraîne la supplémentation en fer. Sans cela, ils auraient le même goût que les laits 1er ou 2e âge et risqueraient donc d'être rejetés par les enfants de 2-3 ans dont l'éventail gustatif se rapproche davantage de celui de l'adulte que de celui du nourrisson. Tous ceux qui ont déjà goûté un lait infantile non aromatisé acquiesceront.

Ces additifs risquent-ils d'habituer les enfants à la saveur sucrée ou de les conduire vers l'obésité ? La réponse est clairement non. On ne peut pas rendre un enfant dépendant au goût sucré, c'est une idée préconçue largement répandue, mais totalement erronée (voir Q. 60, p. 81). En revanche, on peut le rendre effectivement réfractaire à la consommation de lait non sucré, voire non aromatisé. Les habitudes gustatives ne s'acquièrent que pour un produit donné, pas pour l'ensemble du panel alimentaire. Un enfant peut ainsi mettre deux sucres dans son lait et préférer les yaourts nature aux yaourts sucrés. Il peut donc arriver que la consommation de lait de croissance aromatisé et/ou sucré favorise une préférence ultérieure pour le lait de vache chocolaté (c'est-à-dire aromatisé) et sucré, mais cela n'a aucune importance, l'essentiel étant que l'enfant continue à consommer du lait et des produits laitiers. Quant au risque d'obésité, il n'est aucunement lié à la consommation de sucres, si précoce soit-elle (voir Q. 102, p. 149).

Mais si, malgré tout, vous craignez que donner un lait de croissance aromatisé et/ou sucré ne soit risqué, sachez qu'il existe des laits de croissance qui ne sont ni aromatisés ni sucrés. Ils ont cependant le même goût que les laits 2e âge, et il n'est pas sûr que votre enfant les appréciera. Et là, vous prendrez véritablement un risque…

28. Jusqu'à quel âge un enfant doit-il consommer du lait de croissance ?

La législation sur les aliments destinés aux enfants en bas âge s'arrête à 3 ans. C'est pour cette raison que les laits de croissance sont recommandés jusqu'à cet âge. Mais d'un point de vue nutritionnel, les laits de croissance représentant la principale source de fer à cette période de la vie, l'enfant doit en consommer jusqu'à ce qu'il soit capable d'ingérer suffisamment de fer assimilable à partir d'autres sources alimentaires (voir Q. 93, p. 134).

La consommation de lait de croissance doit ainsi être poursuivie jusqu'au moment où l'enfant parvient à ingérer environ 100 g de viande par jour. Pour les carnassiers, cela peut effectivement arriver dès 3 ans, mais pour les autres, et notamment les petits mangeurs, il est souvent nécessaire d'attendre une à deux années supplémentaires, voire davantage. Il ne faut donc pas hésiter à poursuivre la consommation de lait de croissance dans ces cas-là, même jusqu'à 6-7 ans s'il le faut. Et s'il veut continuer à le prendre au biberon, peu importe, pourvu qu'il en boive (voir Q. 115, p. 173).

29. Quel est l'intérêt des laits enrichis en probiotiques ou en prébiotiques ?

Les probiotiques sont des micro-organismes vivants qui, après ingestion, vont coloniser la flore bactérienne de l'enfant et avoir par ce biais un effet bénéfique sur sa santé. Ces micro-organismes (bactéries ou levures) sont sous une forme latente dans la poudre de lait et vont redevenir « vivants » lors de sa reconstitution pour pouvoir se multiplier dans l'intestin de l'enfant. Les prébiotiques sont des sucres non digestibles qui vont favoriser la multiplication des bactéries de la flore intestinale connues pour exercer un effet favorable sur la santé de leur hôte. Les fructo-oligosaccharides (FOS) et les galacto-oligosaccharides (GOS) sont les prébiotiques le plus souvent contenus dans les laits infantiles.

Certains laits infantiles avec probiotiques et/ou prébiotiques ont démontré une efficacité dans la prévention des gastro-entérites virales et des infections respiratoires, notamment en collectivités, ainsi que dans la diminution de la survenue de manifestations allergiques chez les nourrissons à risque. Cependant, tous ces laits ne se valent pas. Cela signifie qu'un effet bénéfique démontré avec un type de lait enrichi en probiotiques ou en prébiotiques ne peut pas être extrapolé à tous les autres laits enrichis de la même catégorie. Votre pédiatre vous indiquera quel lait enrichi en probiotiques et/ou prébiotiques choisir pour faire bénéficier votre enfant des propriétés qu'il possède.

Ces laits sont très bien tolérés et n'exposent donc à aucun effet secondaire. La multiplication des bactéries intestinales qu'ils induisent n'entraîne aucun risque, dans la mesure où il s'agit de bactéries bénéfiques pour la santé. Il est même probable que c'est en « occupant la place » au niveau de l'intestin qu'elles préviennent la survenue d'infections par des microbes nocifs qui ne peuvent plus se multiplier pour exercer leur effet pathogène.

30. Qu'est-ce qu'un lait AR ?

Le terme « AR » de certains laits infantiles signifie « anti-régurgitations ». La majorité des jeunes nourrissons régurgitent un peu de lait après la prise du biberon, notamment au moment du rot. Cela n'a rien d'anormal et ne nécessite aucune mesure particulière, si ce n'est d'avoir un bavoir bien absorbant. Le caractère liquide de l'alimentation à cet âge et l'immaturité du système antirégurgitations (le fameux clapet, dont le véritable nom est sphincter) expliquent la plus grande fréquence des rejets au cours des premiers mois de la vie. Ils disparaissent habituellement au cours du deuxième semestre, sans entraîner de complications.

Ces régurgitations peuvent cependant être volumineuses et/ou fréquentes et justifier alors un épaississement de l'alimentation. C'est alors que les laits AR peuvent être utilisés. Ces laits contiennent un agent épaississant qui est soit de l'amidon (de riz, de maïs, de tapioca et/ou de pomme de terre), soit de la farine de caroube (fruit du caroubier, un arbre des régions méditerranéennes), soit les deux réunis. Une fois reconstitués, les laits contenant de l'amidon paraissent moins épais dans le biberon que ceux qui comprennent de la caroube car c'est au contact de l'acidité gastrique que leurs propriétés épaississantes s'expriment. Leur action sur les régurgitations est néanmoins identique.

En raison de cette notion thérapeutique, les laits AR sont exclusivement vendus en pharmacie. Il existe cependant d'autres laits, également épaissis avec des quantités équivalentes d'amidon et ayant donc les mêmes propriétés pour combattre les régurgitations, dont l'appellation est différente pour pouvoir être vendus en dehors des officines, et notamment dans les grandes surfaces. Depuis la nouvelle législation sur les allégations qui impose aux industriels d'avoir démontré la propriété qui figure sur leur étiquetage, de multiples dénominations sans véritable signification ont été inventées. Certains laits n'arborant pas le sigle « AR » peuvent donc également avoir une action épaississante et réduire les régurgitations. Ils ne contiennent cependant jamais de caroube car cette dernière est considérée comme un agent médicamenteux et les laits qui en contiennent sont donc uniquement vendus en pharmacie.

Ces épaississants sont généralement très bien tolérés. L'amidon peut cependant rendre les selles un peu plus consistantes, voire induire une constipation, alors que la caroube a tendance à ramollir les selles, jusqu'à parfois les rendre presque liquides. Ces effets secondaires sont sans danger, mais le transit intestinal de l'enfant peut néanmoins guider le choix de l'agent épaississant contenu dans le lait (amidon pour ceux qui ont des selles molles et caroube en cas de selles dures ou de constipation).

31. Qu'est-ce qu'un lait HA ?

Le terme « HA » désigne les laits hypoallergéniques. Cette appellation est liée à la diminution du pouvoir allergisant des protéines du lait de vache que contiennent ces laits, obtenue par réduction de leur taille. Grâce à ce procédé, les laits HA diminuent le risque ultérieur de survenue d'une allergie chez les enfants à risque, c'est-à-dire ceux ayant un terrain familial allergique. Ce dernier se définit par l'existence d'antécédents chez l'un des deux parents ou l'un des frères ou sœurs d'une des manifestations suivantes : eczéma, asthme, allergie alimentaire, rhinite allergique, conjonctivite allergique. Le mécanisme exact à l'origine de cette propriété n'est pas parfaitement connu. Il est probable que la réduction du pouvoir allergisant des premières protéines ingérées par le jeune nourrisson permette à son système immunitaire de mieux tolérer les protéines ultérieures avec lesquelles il sera en contact et diminue ainsi la survenue de maladies liées à l'allergie (eczéma, asthme, allergies alimentaires).

Ils sont donc indiqués chez tous les nourrissons, non allaités au sein, ayant un terrain familial allergique. Ils n'ont pas fait la preuve de leur efficacité chez les nourrissons n'ayant pas d'antécédents familiaux d'allergie, y compris ceux en allaitement mixte (sein + biberons), même si beaucoup de professionnels de santé recommandent indûment un lait HA en complément d'un allaitement maternel chez tous les nourrissons, quels que soient leurs antécédents. Ils ne doivent en revanche pas être utilisés chez les enfants ayant une allergie avérée aux protéines du lait de vache car la diminution de leur pouvoir allergisant est insuffisante pour qu'ils soient bien tolérés dans cette situation.

Leur consommation doit être poursuivie jusqu'à la diversification de l'alimentation, c'est-à-dire jusque vers 4 à 6 mois (voir Q. 46, p. 65). Bien que certains laits HA existent en 2e âge, il n'est pas nécessaire de poursuivre leur consommation au-delà de cet âge, d'autant plus qu'ils sont un peu plus onéreux que les laits infantiles standard.

Les laits HA disponibles sur le marché n'ont pas tous démontré leur effet préventif en matière d'allergie. Voyez donc avec votre pédiatre pour qu'il vous prescrive l'un de ceux qui ont fait la preuve de leur efficacité.

32. À quoi servent les hydrolysats poussés de protéines du lait de vache ?

Ils sont destinés aux nourrissons allergiques aux protéines du lait de vache. Pour que ces laits puissent être tolérés par ces enfants, le potentiel allergisant des protéines qu'ils contiennent est quasiment aboli par réduction de leur taille (par hydrolyse, d'où leur nom), à un degré supérieur à celle des laits HA (l'hydrolyse est poussée alors que celle des laits HA n'est que partielle). Ils sont parfois appelés « laits sans protéines du lait de vache », mais cette dénomination n'est pas tout à fait exacte dans la mesure où ils sont élaborés à partir de protéines de lait de vache.

La grande majorité des enfants allergiques aux protéines du lait de vache tolèrent ces hydrolysats. Il peut cependant arriver que certains enfants très allergiques continuent à présenter des réactions aux petits fragments protéiques résiduels de ces laits. Dans ces rares cas, votre pédiatre aura recours à un substitut à base d'acides aminés libres, c'est-à-dire une préparation infantile ne contenant plus du tout de protéines (les protéines sont composées d'une chaîne de dizaines d'acides aminés). Ces substituts étant beaucoup plus onéreux que les hydrolysats poussés, leur utilisation doit se limiter aux rares nourrissons allergiques aux hydrolysats.

Ces hydrolysats sont également utilisés pour alimenter les jeunes nourrissons de moins de 3 mois souffrant d'une gastro-entérite aiguë et préalablement nourris avec un lait infantile. En effet, à cet âge, la survenue d'une gastro-entérite augmente le risque de devenir allergique aux protéines du lait de vache pendant l'épisode diarrhéique. Pour prévenir ce risque, on utilise ces hydrolysats pendant deux à trois semaines, avant de reprendre le lait utilisé antérieurement. Cette indication ne concerne pas les enfants allaités au sein, chez lesquels l'allaitement maternel est poursuivi sans modification.

Le goût et l'odeur de ces hydrolysats sont désagréables et peuvent rebuter certains parents. Qu'ils se rassurent, si ces laits ont effectivement un goût et une odeur repoussants pour les adultes que nous sommes, ils sont le plus souvent très bien acceptés par les nourrissons. Et si les premiers biberons semblent moyennement appréciés, il suffit de patienter quelques jours pour que l'enfant s'habitue et tolère le changement de lait.

Les selles des enfants consommant un hydrolysat sont habituellement plus molles et parfois plus fréquentes que celles qu'ils avaient lorsqu'ils étaient alimentés par le lait auquel ils sont devenus allergiques. Ce changement, associé à l'aspect davantage translucide de l'hydrolysat, laisse à penser qu'il s'agit de laits « moins riches ». S'il est vrai que leur digestibilité est probablement meilleure en raison de la modification de leur composition, ils apportent en revanche autant de calories que les laits standard et n'ont donc pas de raisons d'être moins rassasiants.

33. À quoi servent les préparations infantiles à base de protéines de riz ?

Récemment, des préparations infantiles élaborées à partir de protéines de riz ont fait leur apparition sur le marché français. Leur composition étant tout à fait conforme à la réglementation européenne, elles peuvent être utilisées sans crainte chez le nourrisson, contrairement à certains autres substituts à base de protéines végétales (voir Q. 86, p. 121). Elles sont avant tout destinées aux enfants allergiques aux protéines du lait de vache, chez lesquels elles sont presque toujours parfaitement tolérées. Elles peuvent aussi être utilisées par les parents ayant une aversion pour tous les produits préparés à partir de lait de vache (voir Q. 86, p. 121).

Elles ont rapidement entraîné un important engouement, jusqu'à devenir la préparation privilégiée dans l'allergie aux protéines du lait de vache chez certains pédiatres. L'absence totale de protéines du lait de vache, même de taille réduite, et les propriétés organoleptiques (goût et odeur) jugées moins désagréables que celles des hydrolysats poussés ont vraisemblablement contribué à leur succès. Il faut néanmoins modérer cet enthousiasme, car il est probable que leur utilisation prolonge la durée de l'allergie aux protéines du lait de vache.

En effet, ces enfants allergiques acquièrent habituellement une tolérance des protéines du lait vers 12-18 mois et peuvent donc de nouveau en consommer. L'acquisition de cette tolérance est facilitée par le contact persistant avec de toutes petites quantités de protéines du lait, celui-ci agissant comme une espèce de désensibilisation naturelle. C'est pour cette raison que l'exclusion totale et absolue des protéines du lait de vache obtenue avec les préparations à base de riz (les hydrolysats poussés contiennent encore quelques fragments de protéines du lait de vache) retarderait l'acquisition de la tolérance. De plus, les cas d'allergies au riz ont sensiblement augmenté depuis l'utilisation de ces préparations, alors qu'elles étaient exceptionnelles auparavant. Les enfants sont alors à la fois allergiques au lait et au riz.

34. Les préparations infantiles à base de protéines de soja sont-elles dangereuses ?

Des préparations infantiles à base de protéines de soja existent depuis bien plus longtemps que celles à base de riz. Elles ont les mêmes indications (allergie aux protéines du lait de vache et aversion des parents aux protéines animales), mais s'en distinguent par une grande fréquence d'allergie associée avec les protéines de lait de vache. En effet, environ un tiers des enfants allergiques au lait le sont également au soja. Une étrangeté de la nature qui a attribué des similitudes moléculaires entre ces deux types de protéines. Elles étaient néanmoins souvent utilisées chez les allergiques au lait car leur goût était jugé meilleur, mais des réactions allergiques, parfois sévères, faisaient fréquemment regretter ce choix.

En 2005, l'Agence française de sécurité sanitaire des aliments (Afssa) a publié une mise en garde sur les risques inhérents aux phyto-œstrogènes (isoflavones) présents dans ces préparations. Il s'agit de molécules ayant des effets similaires aux hormones sexuelles féminines (les œstrogènes) et ayant montré, en expérimentation animale, des troubles du développement hormonal. Le rapport recommandait clairement de ne plus utiliser de produits à base de soja avant l'âge de 3 ans. Sa médiatisation a lancé un vent de panique parmi les nombreux consommateurs et contribué à la fois à l'abandon progressif de ces préparations par les industriels les commercialisant et à l'avènement de celles à base de protéines de riz. Les craintes étaient en fait probablement surestimées car aucun trouble n'a jamais été décrit chez les très nombreux nourrissons ayant consommé ces préparations à base de soja, en France et surtout aux États-Unis (où ces produits étaient très en vogue il y a une vingtaine d'années). Cependant, par principe de précaution et surtout par le caractère non indispensable de ces préparations, elles tendent à ne plus être prescrites chez le nourrisson, surtout depuis qu'il en existe à base de riz.

35. Quelle est l'utilité des laits appauvris en lactose ?

Le lactose est le sucre du lait. Pour pouvoir être assimilé par l'organisme, il doit préalablement être digéré par la lactase, une enzyme présente dans les cellules de l'intestin grêle (qu'on appelle les entérocytes). Cette digestion consiste à séparer les deux molécules qui constituent le lactose, le glucose et le galactose, qui sont les seuls sucres assimilables avec le fructose. Si cette digestion est inefficace, le lactose arrive intact au niveau du côlon et l'irrite, provoquant une diarrhée.

En cas de gastro-entérite sévère, les entérocytes sont détruits par le virus responsable de l'infection et ne produisent plus assez de lactase. Le lactose est alors mal digéré, arrive en grandes quantités au niveau du côlon et entretient ainsi la diarrhée. C'est pour cette raison que votre pédiatre prescrira alors un lait appauvri en lactose. Il faut cependant noter que seules les gastro-entérites sévères sont susceptibles de détruire suffisamment d'entérocytes pour conduire à un déficit en lactase. Dans les formes bénignes, c'est-à-dire dans la grande majorité des gastro-entérites, l'activité lactasique est conservée et le lait habituel peut être poursuivi sans risques.

Lorsqu'un lait appauvri en lactose a été prescrit, il devra être administré environ 8 jours, puis le lait habituel peut être repris sans aucune transition. En pratique, il faut acheter deux boîtes de 400 g de lait appauvri en lactose, les terminer et revenir immédiatement au lait antérieur, un passage progressif de l'un à l'autre n'étant pas nécessaire.

Le goût de ces laits étant différent de celui des laits traditionnels, ils peuvent être boudés par certains nourrissons. Certains industriels les ont d'ailleurs aromatisés et/ou sucrés pour en accroître l'acceptabilité. Si ce n'est pas le cas de celui que votre pédiatre vous a prescrit, il est tout à fait possible d'ajouter du sucre ou un arôme quelconque si votre enfant semble ne pas l'apprécier.

Modalités pratiques

36. Est-il nécessaire de stériliser les biberons ?

Il a longtemps été conseillé de stériliser les biberons et les tétines avant chaque emploi, notamment lorsqu'ils étaient utilisés chez les nouveau-nés et les jeunes nourrissons. Il est maintenant clairement admis qu'une telle précaution est excessive et qu'il n'est donc plus indispensable de le faire. Un nettoyage soigneux, éventuellement dans le lave-vaisselle, est cependant nécessaire, en veillant à bien détacher les résidus de lait au fond du biberon à l'aide d'un goupillon propre, exclusivement réservé à cet usage. De plus, chaque élément du biberon (tétine, corolle) doit être nettoyé séparément pour éviter que des résidus lactés restent piégés entre la tétine et le biberon.

Par ailleurs, pour éviter toute contamination microbienne, les biberons de lait devront être préparés juste avant la tétée, en ayant bien pris le soin de se laver méticuleusement les mains avant. À la fin de la tétée, si l'enfant n'a pas terminé son biberon, le restant de lait ne devra en aucun cas être conservé, même au réfrigérateur, car les bactéries se multiplient très rapidement dans le lait, même lorsqu'il n'a pas été chauffé.

37. Comment reconstituer le lait ?

Pour tous les laits en poudre, la reconstitution est universelle, qu'il s'agisse d'un lait 1er ou 2e âge classique ou d'un lait spécial. Il faut dissoudre une cuillère arasée de poudre de lait dans 30 ml d'eau, donc par exemple 6 cuillères rases dans 180 ml d'eau. Il est indispensable d'utiliser les cuillères fournies dans chaque boîte de lait : celles-ci étant spécifiques à chaque marque, elles ne sont pas interchangeables d'une marque à l'autre. Une cuillère arasée signifie que la poudre ne doit pas dépasser les bords de la cuillère, c'est-à-dire que la poudre ne doit pas bomber dans la cuillère. La poudre de lait doit être ajoutée dans le volume d'eau adéquat préalablement versé dans le biberon, et non l'inverse, cela afin d'éviter que le volume d'eau ajouté soit insuffisant. Après reconstitution, le volume final du biberon est donc toujours supérieur à la quantité d'eau versée dans la mesure où le volume de la poudre ajoutée s'y additionne. Ainsi, dans l'exemple précédent (6 cuillères dans 180 ml d'eau), le volume final du biberon est d'environ 200 ml.

Même si elles doivent être évitées, les erreurs de reconstitution ont probablement peu de conséquences si elles ne sont pas trop importantes. Théoriquement, une erreur par défaut (pas assez de poudre de lait) peut entraîner une dénutrition, alors qu'une erreur par excès (trop de poudre de lait, souvent par utilisation de mesures bombantes) peut conduire à une déshydratation ou une constipation. En fait, le nourrisson régule sa faim et sa soif, et s'adapte ainsi aux concentrations incorrectes qui lui sont proposées, à condition qu'il ne soit pas trop jeune.

38. Quelle eau choisir pour reconstituer le lait infantile ?

Pour éviter de surcharger l'enfant en minéraux et en oligo-éléments, il faut choisir une eau parmi les moins minéralisées pour reconstituer les laits. En effet, la composition du lait est étudiée pour apporter exactement la quantité nécessaire de nutriments. Une eau trop riche en électrolytes (notamment en calcium, magnésium et fluor) risque d'entraîner des excès qui peuvent être néfastes, surtout chez les nourrissons les plus jeunes. Il faut donc vérifier sur l'étiquetage de la bouteille si l'eau convient à la préparation des biberons. Il est fréquent qu'une mention le précise, l'industriel utilisant souvent cette propriété comme un argument marketing. Sinon, il faut vérifier la composition de l'eau et s'assurer qu'elle n'est pas trop minéralisée. Par comparaison, voici la composition de deux des eaux les plus souvent utilisées pour préparer les biberons (Évian et Volvic) comparée à deux autres qui sont au contraire très minéralisées, et donc inappropriées pour reconstituer le lait[1] (Contrex et Hépar) :

Par litre	Évian	Volvic	Contrex	Hépar
Sodium	6,6 mg	14,5 mg	8,5 mg	14,5 mg
Magnésium	35 mg	10,2 mg	96 mg	145 mg
Phosphore	0,03 mg	0,2 mg	0,03 mg	0,03 mg

1. Référence Ciqual, 2012.

Par litre	Évian	Volvic	Contrex	Hépar
Potassium	0,8 mg	8,7 mg	2,6 mg	3,2 mg
Calcium	71 mg	10,5 mg	481 mg	575 mg
Fluor	0,12 mg	0,24 mg	0,32 mg	0,43 mg

La plupart des eaux du robinet peuvent également être utilisées pour préparer les biberons, y compris pour le nouveau-né. Il faut cependant vérifier au préalable auprès de la mairie ou de votre distributeur qu'elle est bien propre à la consommation et que son contenu en fluor est inférieur à 0,3 mg par litre si une supplémentation en fluor a été prescrite par votre pédiatre (voir Q. 66, p. 90).

39. Faut-il chauffer le lait ou peut-on le donner à température ambiante ?

Les deux sont possibles, le lait peut être chauffé ou donné à température ambiante. Dans un cas comme dans l'autre, ses propriétés gustatives et nutritionnelles ne sont ni altérées ni réellement modifiées. Si vous décidez de le chauffer, il est possible d'utiliser un chauffe-biberon ou un micro-ondes.

Le chauffe-biberon est basé sur le principe du bain-marie, c'est-à-dire que le biberon est placé dans de l'eau chauffée à la température souhaitée. Il permet une bonne répartition de la température au sein du biberon, tout en évitant les risques de brûlures dans la mesure où la température de l'eau est réglée pour ne pas dépasser un certain niveau. Il a cependant le désavantage d'être souvent long, surtout lorsque l'enfant hurle de faim.

Le micro-ondes est bien plus rapide mais réclame quelques précautions pour éviter les accidents :

- L'eau doit être chauffée seule, avant d'y ajouter la poudre de lait. Cela évite toute action de la chaleur sur les nutriments contenus dans le lait (vitamines, protéines), bien qu'aucune preuve sérieuse n'existe sur l'authenticité ou les conséquences délétères d'un tel effet.
- Le biberon doit être mis au four à micro-ondes sans la tétine pour éviter que cette dernière chauffe.
- La répartition de la chaleur étant inégale (la partie haute chauffe davantage), il faut agiter le biberon pour bien répartir la chaleur avant de le donner à boire. L'agitation du biberon doit être effectuée à distance de l'enfant car des cas de brûlures après explosion de la tétine ont été décrits.
- Pour éviter tout risque de brûlures, la température du lait doit être scrupuleusement appréciée avant de l'administrer à l'enfant. Cela se fait en déposant quelques gouttes sur le dos de la main puis en y trempant ses lèvres.

40. Quelle quantité de lait l'enfant doit-il boire et à quelle fréquence ?

Les quantités de lait ingérées augmentent avec l'âge, tandis que le nombre de biberons quotidiens diminue. Cela se traduit donc par une diminution de la fréquence des prises alimentaires. Le tableau suivant donne des valeurs approximatives de la quantité de lait bue et du nombre de biberons quotidiens en fonction de l'âge. Il s'agit cependant de valeurs moyennes à ne pas prendre au pied de la lettre car elles peuvent varier d'un enfant à l'autre et d'un jour à l'autre chez un même enfant.

	Volume total de lait*	Nombre de biberons quotidiens
1 mois	600 à 650 ml/j	6
2 mois	700 à 750 ml/j	6
3 mois	750 à 800 ml/j	5-6
4 mois	800 à 850 ml/j	4-5

* Tient compte du volume de chaque mesure de poudre de lait ajoutée.

L'enfant peut répartir les quantités bues sur la journée. Cela signifie qu'un enfant qui ingère 600 ml divisés en 6 biberons au cours de la journée ne va pas obligatoirement boire 6 biberons d'exactement 100 ml chacun. Il ne faut donc pas s'inquiéter s'il ne finit pas son biberon, et surtout ne pas le forcer à le terminer : il saura se rattraper lors des repas suivants s'il a faim.

En pratique, il faut toujours proposer suffisamment de lait au nourrisson pour être sûr qu'il va boire à sa faim. Pour ce faire, il faut préparer des quantités de lait supérieures à celles qu'il boit habituellement (par exemple 180 ml s'il a l'habitude d'en boire 150) et le laisser en disposer. Il pourra ainsi lui-même décider de la quantité dont il a besoin. Et il n'y a bien sûr aucun risque de le rendre obèse avec cette méthode car le nourrisson sait parfaitement réguler son appétit… et l'obésité est une maladie bien plus complexe qu'une suralimentation (voir Q. 102. p. 149).

Le nombre de repas est parfois une préoccupation encore plus importante que les quantités de lait ingérées. Rappelons à nouveau qu'il n'y a aucune règle stricte, les valeurs mentionnées dans le tableau ci-dessus n'étant que de simples indications. Le passage de six à cinq repas, puis à quatre, se fait naturellement, il suffit d'observer le nourrisson et de suivre sa volonté. Ainsi, si le nourrisson termine tous ses biberons, il faut augmenter le volume de chaque biberon, tout en gardant un volume total sensiblement identique, et donc réduire le nombre quotidien de biberons. Par exemple, si le nourrisson boit totalement ses cinq biberons quotidiens de 170 ml (150 ml d'eau + 5 mesures de lait), il suffit de proposer quatre biberons de 225 ml (210 ml d'eau + 7 mesures de lait) par jour.

41. Doit-on respecter des horaires fixes pour lui donner le biberon ?

Les horaires des repas ne doivent pas non plus être rigides, mais fonction des demandes du nourrisson. L'idéal est de répondre aux demandes de l'enfant, tout en essayant de respecter le rythme de vie de ses parents. Avant l'âge de 6 semaines-2 mois, six à sept repas quotidiens sont souvent nécessaires, avec des horaires qui peuvent être assez anarchiques. À cet âge, les enfants n'ont pas encore de rythme nycthéméral, c'est-à-dire qu'ils ne distinguent pas bien le jour de la nuit. Lorsque l'enfant grandit, la fréquence des tétées diminue et il devient plus simple de le régler pour respecter les horaires qui conviennent aux parents, et notamment leur sommeil.

La seule règle à respecter est d'attendre au moins 2-3 heures entre chaque biberon, sauf si la quantité bue lors de la précédente prise alimentaire a été particulièrement faible. Il faut aussi bien garder à l'esprit qu'un bébé qui pleure n'a pas obligatoirement faim, même si la prise du biberon semble le calmer.

42. Si l'enfant ne boit pas la quantité de lait prescrite par le pédiatre, doit-on s'inquiéter ?

Tous les enfants n'ont pas le même appétit et, chez un même enfant, celui-ci peut également varier d'un repas à l'autre ou d'un jour à l'autre. Les quantités préconisées par le pédiatre, ou celles figurant sur la boîte de lait, ne sont donc qu'indicatives et ne doivent pas être appliquées de manière rigide. Seul l'enfant connaît la quantité de lait dont il a besoin, il faut donc lui proposer le volume indiqué et le laisser boire à sa guise, sans le forcer s'il n'a pas terminé son biberon. S'il n'a pas assez bu, rassurez-vous, il saura se rattraper lors des repas suivants.

L'inquiétude est souvent majorée lorsque le nourrisson grossit insuffisamment. Les parents ont alors tendance à le forcer à boire, persuadés que cela lui permettra de mieux prendre du poids. Il faut savoir que le forcing alimentaire n'est jamais un bon moyen pour résoudre un problème de prise de poids, il est au contraire susceptible d'entraîner une anorexie d'opposition qui peut aggraver la situation. C'est de la correction du trouble à l'origine de la mauvaise prise pondérale que viendra la solution.

Un nourrisson qui boit moins que la quantité prescrite par le pédiatre peut aussi tout simplement être un petit mangeur, c'est-à-dire un enfant programmé pour manger peu et être mince. Les quantités qu'il ingère sont alors parfaitement adaptées à sa corpulence et doivent donc être respectées (voir Q. 81, p. 112).

43. À quel âge un nourrisson doit-il arrêter de prendre un biberon la nuit ?

Jusqu'à la fin du deuxième mois, les nourrissons ne parviennent pas à distinguer le jour de la nuit et réclament à manger dès qu'ils ont faim. Ils tiennent de plus assez peu de temps entre deux biberons et en boivent donc presque toujours au cours de la nuit. Mais au-delà de cet âge, il est légitime d'adopter une attitude plus autoritaire pour habituer progressivement l'enfant à respecter le sommeil de ses parents. Il devient même indispensable de le faire si le biberon nocturne se pérennise pour éviter l'installation de troubles du sommeil qui finissent par devenir particulièrement pénibles et de plus en plus difficiles à faire disparaître s'ils durent.

Certains enfants continuent néanmoins, malgré les efforts déployés, à réclamer un biberon la nuit, au grand désespoir de leurs parents. Avant de chercher des solutions, il faut s'assurer que l'enfant pleure parce qu'il a vraiment faim car la prise de lait peut soulager les pleurs sans que ces derniers soient réellement dus à la faim. Une consultation auprès du pédiatre est donc nécessaire. Si la fringale nocturne se confirme, il faut dans un premier temps décaler le dernier biberon en fin de soirée pour que le réveil éventuel se produise le plus tard possible et permette aux parents de dormir une grande partie de la nuit. Si cela ne suffit pas, l'ajout d'une dose de céréales infantiles, sans gluten si l'enfant a moins de 4 mois, peut permettre de prolonger la satiété et de retarder le réveil du nourrisson… et celui de ses parents. Il est cependant préférable d'éviter cette dernière solution et de ne l'envisager qu'en dernier recours pour ne pas réduire la quantité de lait ingérée par l'enfant (voir Q. 44, ci-dessous).

44. Est-il nécessaire d'ajouter des céréales infantiles dans le lait ?

Les céréales infantiles (ou farines infantiles) sont spécifiquement conçues pour les nourrissons, elles ne peuvent donc pas être remplacées par d'autres farines. Elles sont constituées d'amidons et/ou de maltodextrines (forme prédigérée de l'amidon), avec ou sans gluten, aromatisées ou pas. Les farines dites diastasées sont destinées aux nourrissons de moins de 4 mois. Elles sont uniquement composées de maltodextrines car avant cet âge, les enfants ne sont pas capables de bien digérer l'amidon complet. De plus, elles ne contiennent pas de gluten (interdit avant 4 mois) et ne sont pas aromatisées. Certaines céréales contiennent des protéines du lait de vache ou des protéines de riz, elles ne doivent donc pas être utilisées chez les enfants allergiques à ces protéines.

Il ne faut pas ajouter de céréales infantiles dans le lait avant l'âge de 4 mois, sauf si le pédiatre le prescrit pour un motif médical particulier qu'il vous expliquera. C'est le plus souvent le cas de nourrissons qui continuent à se réveiller la nuit parce qu'ils ont faim : l'ajout de céréales infantiles dans le biberon du soir permet alors parfois de retarder son réveil, au grand soulagement des parents (voir Q. 43, p. 59). La raison pour laquelle l'ajout de céréales est à éviter avant 4 mois est la suivante : les céréales augmentent la densité calorique du biberon (cela signifie qu'il y a davantage de calories pour le même volume) et entraînent de ce fait une réduction des quantités de lait bues. En effet, l'enfant va réguler son appétit et boire ainsi des volumes moindres de lait pour conserver la même quantité de calories ingérée. Dans la mesure où les nutriments dont il a besoin se trouvent dans le lait et non dans les céréales, la réduction du volume de lait ingéré peut être source de carences.

Après l'âge de 4-6 mois, des céréales peuvent éventuellement être ajoutées en quantités progressivement croissantes. Elles ont alors un double but : introduire le gluten dans l'alimentation (voir Q. 52, p. 71) et permettre à l'enfant d'assurer ses besoins caloriques sans avoir à ingérer des volumes trop importants de lait. En effet, il est nécessaire que les nourrissons continuent à boire deux à trois biberons pas jour jusqu'à l'âge de 1 an pour assurer correctement leurs besoins nutritionnels. Lorsqu'ils grandissent, les volumes de lait ingérés augmentent et remplissent leur estomac, les empêchant de manger davantage. Cependant, malgré ces volumes plus importants, le lait seul ne leur apporte alors plus suffisamment de calories. L'ajout de céréales, en augmentant la densité énergétique des biberons, permet d'apporter assez de calories et de respecter le nombre de biberons quotidiens requis.

CHAPITRE III

La diversification de l'alimentation

45. Quel est l'intérêt de diversifier l'alimentation d'un nourrisson ?

La diversification de l'alimentation se définit par l'introduction de tout autre aliment ou boisson que le lait dans le menu des nourrissons. Elle correspond en fait à l'introduction de toute nouvelle protéine autre que celles du lait de vache présentes dans les laits infantiles. Il s'agit le plus souvent de fruits ou de légumes, mais l'administration de céréales ou de jus de fruits est également assimilée à une diversification.

Son intérêt est triple : la découverte de nouveaux goûts, l'apprentissage de la mastication et de l'alimentation à la petite cuillère et l'introduction de nouvelles protéines alimentaires.

L'introduction de nouveaux aliments permet à l'enfant de découvrir des saveurs différentes de celle du lait. Il est possible qu'une plus grande palette de goûts proposés lors de la diversification favorise l'acceptation ultérieure d'une plus grande variété d'aliments. C'est cependant avant tout le patrimoine génétique de l'enfant qui déterminera la diversité gustative des aliments qu'il acceptera plus tard.

Alors que son alimentation était jusque-là exclusivement liquide, la diversification va permettre l'introduction d'aliments solides. D'abord mixés et ajoutés dans le biberon, puis moulinés et donnés à la cuillère, ils apprennent progressivement à l'enfant à mastiquer au fur et à mesure du développement de ses dents, et à se familiariser aux repas à la cuillère.

Enfin, l'introduction précoce de nouvelles protéines alimentaires favorise l'acquisition de leur tolérance et prévient ainsi la survenue d'une allergie. En effet, les enfants sont potentiellement allergiques à tous les aliments qu'ils ingèrent, mais dans la très grande majorité des cas, l'allergie ne survient pas car un processus immunitaire se développe pour permettre une tolérance des protéines ingérées. L'allergie apparaît uniquement lorsque l'induction de cette tolérance est défectueuse. L'ingestion suffisamment précoce des protéines, lorsque le système immunitaire de l'enfant est plus apte à les tolérer, et leur introduction en quantités progressivement croissantes, comme s'il s'agissait d'une espèce de désensibilisation naturelle, favorisent l'acquisition de leur tolérance et diminuent donc le risque d'allergie. C'est avant tout sur ce principe qu'a été défini l'âge idéal de la diversification (voir Q. 46, ci-après).

Il est intéressant de remarquer que la diversification ne participe pas à la couverture des besoins nutritionnels, hormis les calories qu'elle apporte. Cela permet de rappeler qu'avant l'âge de 1 an, l'ensemble des besoins nutritionnels de l'enfant sont assurés par l'ingestion d'au moins 500 ml par jour de lait infantile, qu'il est donc indispensable de conserver.

46. À quel âge doit-on diversifier l'alimentation ?

Dans les années 1970, les enfants étaient diversifiés vers l'âge de 3-4 mois. Puis, à la lumière de travaux scientifiques publiés dans les années 1980, l'âge de la diversification a été repoussé. Ainsi, jusqu'à la fin des années 2000, la tendance était de diversifier le plus tardivement possible, c'est-à-dire après l'âge de 6 mois, notamment lorsqu'il existait un terrain familial allergique. Ce dernier était défini par l'existence chez l'un des deux parents ou l'un des frères et sœurs de manifestations telles qu'un asthme, un eczéma, des allergies alimentaires ou une rhinoconjonctivite allergique. Il était également recommandé, chez ces mêmes enfants à risque, de différer l'introduction des aliments les plus allergéniques au-delà de l'âge de 1 an pour l'œuf, le poisson, les fruits exotiques (ananas, fruit de la passion, goyave, kiwi, mangue, papaye), le céleri et les crustacés, et après l'âge de 3 ans pour les fruits à coque (noix, noisettes, amandes, pralinés) et l'arachide (cacahuète). Notons que les fruits rouges (fraises, framboises, mûres, cassis, myrtilles, groseilles, cerises) ne font pas partie des aliments les plus allergéniques, contrairement à ce qu'on lit souvent !

Les travaux scientifiques récents ont montré qu'une telle attitude n'était pas justifiée et pourrait même s'avérer contre-productive en favorisant au contraire l'apparition d'une allergie. L'introduction trop tardive des aliments, notamment ceux à fort potentiel allergisant, pourrait en effet rendre moins efficaces les processus d'acquisition de la tolérance alimentaire et induire de ce fait une allergie (voir Q. 45, p. 63).

Il est donc aujourd'hui recommandé de diversifier l'alimentation de tous les nourrissons entre 4 et 6 mois révolus, qu'ils aient ou non un terrain familial allergique. Chez les nourrissons à risque allergique, l'introduction précoce, c'est-à-dire dès 4-5 mois, des aliments les plus allergéniques (œuf, poisson, fruits exotiques, fruits à coque, arachide) pourrait même réduire la survenue de manifestations allergiques ultérieures. Il est donc conseillé de trouver des moyens pour mettre ces enfants en contact avec ces aliments dès le début de la diversification. Les recommandations ont ainsi subi un virage à 180 degrés en une dizaine d'années ! Il faut savoir rester humble lorsqu'on fait de la nutrition...

47. Par quels aliments débuter la diversification ?

Il est traditionnellement recommandé d'introduire d'abord les légumes (carottes, haricots verts, courgettes, etc.), puis de poursuivre par les fruits (pommes, poires, fraises, etc.). L'argument avancé pour justifier cet ordre étant de ne pas habituer trop tôt les nourrissons à la saveur sucrée. Certains proposent même un calendrier bien précis d'introduction des différents aliments, basé sur des considérations gustatives et de digestibilité. On le retrouve dans beaucoup de livres et documents divers consacrés à l'alimentation de l'enfant.

En réalité, tout cela ne repose sur aucune donnée scientifique objective. L'ordre dans lequel les différents groupes d'aliments sont introduits n'a pas de réelle importance. Il est donc tout à fait possible de commencer par le sucré (les fruits) avant le salé (les légumes), sans risquer de perturber l'éducation du goût de l'enfant, et encore moins d'entraîner une préférence gustative pour la saveur sucrée. La chronologie d'introduction des aliments doit simplement reposer sur les habitudes culturelles de la famille… et le bon sens ! On évitera ainsi de débuter par ceux dont le goût est prononcé ou dont la fermentation colique peut être responsable de gaz et de douleurs abdominales (poivrons, salsifis, choux à feuilles, céleri, petits pois, navets, vert de poireaux).

48. Comment débuter la diversification en pratique ?

La diversification peut être débutée de deux façons différentes. La plus simple est de commencer par diluer une ou deux cuillères à café de légumes ou de fruits mixés ou en petit pot dans un des biberons de lait, puis d'augmenter progressivement les quantités avant de proposer les légumes ou les fruits à la petite cuillère. Par cette méthode, les légumes et les fruits peuvent assez rapidement être ajoutés à deux, voire trois biberons quotidiens, sans trop réduire la quantité de lait ingérée. Cela permet donc de proposer très tôt une grande variété de saveurs à l'enfant. L'autre manière est de débuter directement à la cuillère, soit avec des légumes mixés, soit par une compote de fruits. Bien évidemment, seule cette dernière solution est possible chez les nourrissons exclusivement allaités au sein. Bien que cette technique réduise la variété des aliments proposés, ils ne sont pas lésés dans la découverte des goûts car le lait maternel leur transmet depuis la naissance les nombreuses saveurs des aliments qu'ingère leur mère (voir Q. 6, p. 15).

Dans tous les cas, le lait maternel ou infantile doit rester l'aliment principal du nourrisson. Diversifier son alimentation ne consiste pas à rapidement remplacer le lait par des repas à la cuillère ! Nous ne nous lassons pas de rappeler que les nourrissons doivent ingérer au moins 500 ml de lait infantile ou maternel par jour jusqu'à l'âge de 1 an pour assurer leurs besoins nutritionnels.

49. Doit-on n'introduire qu'un seul aliment nouveau à la fois ?

De nombreux ouvrages, mais également de nombreux médecins, conseillent de n'introduire qu'un seul aliment nouveau à la fois en laissant un intervalle de quelques jours entre chacun d'entre eux. Ils motivent leur théorie par la nécessité de bien séparer les saveurs de chaque aliment et par l'intérêt de pouvoir détecter une éventuelle réaction allergique à un aliment donné. En réalité, seul ce dernier point a de l'importance, car l'enfant a bien le temps de découvrir les goûts spécifiques de chaque aliment. Cette attitude est donc effectivement justifiée pour les aliments réputés comme étant à fort potentiel allergisant (œufs, poissons, fruits exotiques, fruits à coque, arachide), qui devront être introduits en respectant des intervalles de 4-5 jours minimum entre eux. Elle n'est en revanche pas nécessaire pour tous les autres aliments.

Il est même en pratique assez difficile de n'introduire qu'un seul aliment nouveau à la fois, surtout lorsqu'on utilise des petits pots car ceux-ci contiennent souvent plusieurs légumes ou fruits mélangés. Il faut donc oublier cette théorie pourtant assez répandue.

50. Quand doit-on introduire la viande et le poisson ?

Comme pour les légumes et les fruits, la viande et le poisson ne sont pas indispensables à l'équilibre nutritionnel des nourrissons s'ils consomment bien au moins 500 ml de lait maternel ou infantile par jour. L'intérêt nutritionnel principal des viandes est l'apport en fer, et celui des poissons les apports en acides gras essentiels oméga-3. Or ces deux nutriments sont en quantité suffisante dans le lait.

La viande et le poisson peuvent donc être introduits, comme les autres groupes d'aliments, entre 4 et 6 mois. Il est cependant coutumier d'attendre l'âge de 6 mois pour les proposer, mais il n'y a pas de risque à les introduire plus tôt. Il est même préférable d'introduire le poisson avant l'âge de 6 mois si l'enfant a un terrain familial allergique car cela diminue le risque de survenue d'une allergie (voir Q. 46, p. 65).

Pour les viandes, il est classique de débuter par du bœuf, du veau, du cheval, du poulet, de la dinde ou du jambon blanc, même si en réalité toutes les viandes peuvent être proposées d'emblée. Il est indispensable de bien faire cuire la viande, notamment la viande hachée, pour éviter la transmission de bactéries pathogènes ou de certains parasites (voir Q. 91, p. 129).

Tous les poissons peuvent être proposés, qu'ils soient maigres (carrelet, colin, limande, merlan, raie, sole, turbot, etc.) ou gras (hareng, maquereau, sardine, saumon, thon, etc.). Ces derniers ont cependant un goût plus prononcé et peuvent être plus difficilement acceptés par certains nourrissons. En raison de la présence de contaminants chimiques dans les poissons, notamment les plus gras, il est recommandé de ne pas en donner plus de deux fois par semaine avant l'âge de 3 ans (voir Q. 112, p. 169).

Bien que les abats (foie, rognons, cervelle, cœur) fassent souvent l'objet d'un préjugé défavorable auprès des parents, ils peuvent être proposés sans crainte aux nourrissons. L'histoire du prion contenu dans la cervelle a vraisemblablement contribué à leur mauvaise réputation, mais ce problème n'existe plus. On notera cependant que l'intérêt nutritionnel des abats est bien moindre que celui des viandes et du poisson.

51. Doit-on introduire séparément le blanc et le jaune d'œuf ?

Il est encore parfois suggéré d'introduire d'abord le jaune d'œuf et, s'il est bien toléré, de proposer le blanc dans un second temps. Ce principe reposait sur un plus grand risque d'allergie avec ce dernier, justifiant de tester le jaune avant de donner le blanc. Il est aujourd'hui totalement révolu car on sait qu'il n'y a aucun intérêt à tester l'un avant l'autre. L'œuf entier peut donc être introduit d'emblée, sans séparer le jaune du blanc.

On rappellera que, pour faciliter l'acquisition de la tolérance à l'œuf, aliment à fort potentiel allergisant, cette introduction doit préférentiellement être réalisée entre 4 et 6 mois, et pas plus tard (voir Q. 46, p. 65). Quasiment aucun petit pot salé du commerce ne contient de l'œuf. Pour effectuer cette introduction il faudra soit réaliser soi-même une préparation culinaire en contenant, soit utiliser certaines crèmes dessert qui en contiennent.

52. Quand doit-on introduire le gluten ?

Le gluten est une protéine contenue dans le blé, le seigle, l'orge et, à un moindre degré, l'avoine. Il peut être responsable, sur un terrain génétiquement prédisposé, d'une intolérance appelée maladie cœliaque qui contraint à se passer à vie de gluten. Il s'agit d'une maladie relativement fréquente puisqu'elle atteint environ 1 individu sur 200. Elle se manifeste typiquement par une diarrhée, un arrêt de la croissance, un ventre gonflé, une fatigue et une tristesse inhabituelles de l'enfant, mais il existe de nombreuses formes atypiques d'expression très variées.

Il a été montré qu'une introduction trop précoce ou trop tardive du gluten dans l'alimentation des enfants prédisposés augmentait le risque d'apparition d'une maladie cœliaque. La date de l'introduction n'a en revanche aucune incidence sur ceux que la nature a préservés de ce risque, c'est-à-dire la majorité des enfants.

Dans la mesure où il n'est pas possible pour l'instant de distinguer les enfants prédisposés de ceux qui ne le sont pas, il est recommandé d'introduire le gluten dans l'alimentation de tous les enfants entre 4 et 7 mois. Il est donc nécessaire d'utiliser des céréales infantiles contenant du gluten dès l'âge de 4 mois révolus (voir Q. 44, p. 60).

53. Quand peut-on donner du pain à un nourrisson ?

On entend souvent dire qu'un quignon de pain peut être utile lorsque l'enfant commence à avoir ses premières dents car cela l'aiderait à les faire sortir et soulagerait ses gencives turgescentes. C'est bien sûr une idée totalement saugrenue !

Le pain n'a aucun intérêt nutritionnel particulier chez le nourrisson, il ne faut donc pas être pressé de lui en donner. Il est même préférable de retarder au maximum son introduction pour réduire le risque de fausse-route qu'il est susceptible d'entraîner. Bien que le pain se délite au contact de la salive, un petit morceau peut se détacher et être inhalé par un jeune nourrisson dont la nourriture est encore exclusivement liquide ou mixée. L'idéal est donc d'attendre l'âge de 1 an pour donner du pain à son bébé et, dans tous les cas, il devra être consommé sous la surveillance permanente d'un adulte.

54. Combien de repas doit-on proposer ?

Après la diversification, l'objectif est de parvenir progressivement à quatre repas quotidiens. L'idéal est d'atteindre cette fréquence entre 4 et 6 mois en se basant avant tout sur la demande du nourrisson, et donc sur le volume qu'il est capable d'ingérer à chaque repas. Au-delà de l'âge de 6 mois, si l'enfant continue à réclamer cinq repas par jour, il convient d'adopter une attitude un peu plus autoritaire en lui supprimant rapidement une prise alimentaire. Ce principe ne concerne cependant pas les enfants qui, en raison de problèmes médicaux, sont contraints de faire des petits repas fréquents. Dans ce dernier cas, il faudra suivre les recommandations du pédiatre.

Nous rappellerons une nouvelle fois que le sein ou du lait infantile doivent être proposés à au moins deux ou trois de ces quatre repas pour assurer l'ingestion des 500 ml de lait nécessaires pour couvrir les besoins nutritionnels du nourrisson.

CHAPITRE IV

L'alimentation du nourrisson et du jeune enfant

55. Petits pots pour bébés ou préparations maison, lesquels choisir ?

Lors de la diversification, les parents ont souvent un dilemme entre préparer eux-mêmes la purée de leur nourrisson ou opter pour les petits pots pour bébés du commerce. La première solution semble plus valorisante et plus sûre, dans la mesure où ils savent exactement ce qu'ingérera leur enfant. Les petits pots sont bien sûr plus pratiques, et les industriels vantent leur intérêt : moins de protéines, pas de sel ni de sucres ajoutés, ajout de fer et d'acides gras essentiels, contenu en vitamines restauré après cuisson des matières premières, pasteurisation écartant tout risque de contamination bactérienne, etc. Au final, en France, la moitié des parents choisissent de soumettre leur talent culinaire au jugement de leur rejeton, et l'autre moitié fait confiance aux industriels.

Soyons objectifs : d'un point de vue nutritionnel, les petits pots pour bébés ne sont ni meilleurs ni moins bons que les préparations maison. Les petits détails que mettent en avant les industriels ont peu d'importance dans la mesure où la totalité des besoins nutritionnels avant 1 an sont assurés par le lait infantile, à condition qu'il soit consommé en quantité suffisante.

Le principal avantage des préparations maison est le plaisir que prennent les parents à élaborer de petits plats pour leur enfant. La dimension affective de ce choix ne doit pas être négligée dans l'alimentation du nourrisson.

Les petits pots sont très utiles aux parents dont l'activité professionnelle ne leur laisse pas le temps de préparer des plats variés à leur bébé, ou simplement à ceux qui n'aiment pas cuisiner. Cependant, ils entraînent parfois un sentiment de culpabilité, voire une défiance. Disons aux parents qu'ils n'ont pas de raison de se sentir coupables ni défiants en leur rappelant que la composition des petits pots est soumise à une réglementation très stricte et que les aliments qu'ils contiennent subissent de multiples contrôles, depuis leur production jusqu'à leur préparation.

En conclusion, quel que soit le choix des parents, ce sera le bon.

56. Les biscuits spécifiques pour bébés sont-ils meilleurs que les biscuits traditionnels ?

Des biscuits spécifiquement conçus pour les nourrissons et les jeunes enfants sont proposés par la plupart des industriels de la petite enfance. Pour se démarquer des biscuits traditionnels, leur argument commercial est d'alléguer que leur produit est nutritionnellement adapté à cette tranche d'âge, avec notamment une réduction du sucre et des graisses qu'ils contiennent. Ils justifient ainsi le coût plus élevé de leurs biscuits.

Ne soyons pas naïfs, ces prétendues vertus nutritionnelles sont totalement absurdes. Le seul intérêt des biscuits est de procurer du plaisir à celui qui les consomme, et cela quel que soit son âge. Leur composition doit donc avoir comme seul objectif de satisfaire les papilles gustatives. Et s'il est nécessaire d'ajouter du sucre ou des graisses pour y parvenir, la petite quantité que l'enfant consommera ne déséquilibrera sûrement pas son alimentation !

Cependant, certains fabricants travaillent la consistance de leurs biscuits pour qu'ils fondent plus rapidement dans la bouche des nourrissons, cela afin de réduire au maximum les risques de fausse-route. Seul cet avantage, lorsqu'il existe, justifierait leur surcoût.

Donc, pour savoir s'il est préférable de donner ces biscuits spécifiques à votre bébé, il ne faut pas scruter fébrilement leur composition, mais simplement les déguster sans utiliser vos dents pour tester leur caractère fondant ou pas.

57. Les petits-suisses préparés avec du lait infantile doivent-ils être préférés aux petits-suisses ordinaires ?

Les industriels de la petite enfance ont également mis sur le marché des petits-suisses préparés avec du lait infantile 2ᵉ âge. Par rapport aux petits-suisses ordinaires, ils ont l'avantage d'être enrichis en fer, en acides gras essentiels et en vitamines. Certains industriels vantent également les réductions de graisses, de sucre et de protéines qu'ils opèrent, mais ces modifications sont bien moins intéressantes. Ils sont aussi évidemment plus onéreux.

Si l'enfant consomme les 500 ml requis de lait 2e âge par jour, il est tout à fait inutile de lui donner ces petits-suisses spécifiques et plus coûteux. En revanche, s'il rechigne à boire son lait et semble préférer les petits-suisses, ces produits permettront d'apporter les nutriments qu'aurait dû lui fournir le lait infantile. Ils représentent alors un recours intéressant.

58. L'excès de protéines est-il dangereux ?

Chez le nourrisson et le jeune enfant, les protéines sont principalement apportées par les viandes, le lait et les produits laitiers. Lorsque la consommation de ces produits est importante, les apports protéiques augmentent et génèrent une grande angoisse auprès des parents, mais aussi des professionnels de santé. Elle n'est pourtant aucunement justifiée.

On sait aujourd'hui qu'un enfant a besoin d'un minimum de protéines pour sa croissance : 10 g par jour entre 0 et 2 ans et 12 g par jour entre 2 et 3 ans. Après la diversification de l'alimentation, les apports en protéines sont deux à trois fois supérieurs à ces besoins minimaux, voire davantage si la consommation de viande ou de produits laitiers est conséquente. Pour mieux comprendre, le tableau ci-dessous donne un aperçu du contenu protéique moyen de différents aliments. On devrait se réjouir d'être bien au-dessus des valeurs en dessous desquelles l'enfant s'expose à des risques de carences, comme c'est le cas dans beaucoup de pays sous-développés où ces aliments riches en protéines sont rares. Mais au lieu de cela, on parle d'excès de protéines et de risques potentiels qui y seraient liés. On évoque ainsi une fatigue nocive des reins dont le travail est d'éliminer les résidus azotés issus du métabolisme des protéines ingérées ou un risque d'obésité ultérieure lié à la multiplication des cellules graisseuses par les protéines.

Ces peurs ne sont pas fondées. Tout d'abord, aucune donnée scientifique ne permet de définir les valeurs au-dessus desquelles on peut parler d'excès de protéines. Elles sont évidemment bien plus élevées que les besoins minimaux, mais des apports protéiques supérieurs aux limites basses ne peuvent donc pas être considérés comme des excès. Quant aux risques rénaux ou d'obésité, aucune étude n'a pour l'instant permis de les confirmer – une interprétation rigoureuse des travaux scientifiques réalisés tend au contraire à innocenter les protéines.

Il n'y a donc aujourd'hui aucune raison sérieuse pour limiter les apports en protéines chez le nourrisson et le jeune enfant, si ce n'est le fameux principe de précaution. Il peut être justifié de le faire quand cela ne modifie pas l'équilibre nutritionnel de l'enfant. C'est notamment le cas des laits infantiles, dont le contenu protéique a été réduit par les fabricants ces dernières années. Mais la restriction protéique ne doit en aucun cas faire obstacle à une quelconque attitude diététique jugée nécessaire. Par exemple, la recommandation de consommer de la viande deux fois par jour ne doit pas être récusée sous prétexte de ne pas augmenter les apports en protéines (voir Q. 111, p. 168).

Contenu protéique moyen de différents aliments

	Contenu protéique moyen
Lait de croissance	1,8 g (pour 100 ml)
Lait de vache	3,2 g (pour 100 ml)
Petit-suisse	4 g (par portion de 40 g)
Fromage blanc	7 g (pour 100 g)
Viande	20 g (pour 100 g)
Légumes	1 g (pour 100 g)
Fruits frais	< 1 g (par portion)

59. Est-il important de limiter le sel ?

Les fabricants d'aliments pour bébés vantent la réduction de la teneur en sel de leurs produits, les professionnels de la petite enfance insistent sur l'importance de limiter le sel dans les plats proposés aux enfants et votre pédiatre vous recommande de ne pas ajouter de sel dans les mets que vous confectionnez à votre progéniture. Est-ce si important de limiter le sel et l'excès de sel expose-t-il vraiment à des risques ultérieurs ?

Certains travaux scientifiques suggèrent que la consommation excessive de sel durant la petite enfance pourrait exposer à un risque accru d'hypertension artérielle ou de maladies du rein à l'âge adulte. Le seuil à partir duquel les apports sodés doivent être considérés comme excessifs n'est cependant pas parfaitement connu. C'est pour cette raison que, dans le doute, on cherche à limiter au maximum la consommation de sel. Il est aussi probable que seule une minorité de personnes ayant une susceptibilité génétique à développer des maladies cardio-vasculaires ou rénales seraient sensibles à un excès de sel durant l'enfance, les autres étant vraisemblablement moins exposées, voire pas du tout.

Compte tenu de ces éléments, il semble raisonnable d'éviter de saler exagérément les plats destinés aux nourrissons et aux jeunes enfants, surtout lorsqu'il existe des antécédents familiaux de maladies cardio-vasculaires ou rénales. Mais cela ne doit pas entraîner une phobie du sel qui, comme on le voit parfois, devient totalement interdit. Il est même tout à fait recommandé de saler modérément les plats pour rehausser leur goût : l'éducation gustative d'un enfant est probablement bien plus importante que ne le sont les risques potentiels d'un excès de sel.

60. Est-il important de limiter le sucre ?

Pour beaucoup de parents et de professionnels de santé, le sucre est devenu l'ennemi public numéro 1, surtout depuis que l'obésité menace la planète. Cette saveur, pour laquelle tous les êtres humains ont une préférence innée, est ainsi diabolisée à tous les âges de la vie, et notamment chez les tout-petits. Chez ces derniers, en plus des effets néfastes immédiats que le sucre pourrait avoir, s'ajoute la crainte de leur inculquer une habitude au goût sucré qu'ils risqueraient de conserver toute leur vie. On est donc confrontés à une véritable peur phobique, amplifiée, dans nos cultures judéo-chrétiennes, par l'image du péché originel que l'appétence pour le goût sucré véhicule dans la mesure où elle existe dès la naissance. Bref, le sucre a le don d'abêtir tout jugement critique, il est donc important de répondre à la question posée avec un maximum d'objectivité scientifique.

Oui, l'excès de produits sucrés doit être évité chez le nourrisson et le jeune enfant, comme tous les excès d'ailleurs, mais avec pour ceux-là la difficulté supplémentaire d'être davantage plébiscités que les plats salés par les enfants, et donc plus sujets à être consommés en excès. Mais les raisons de cette pondération ne sont pas celles qui sont habituellement avancées. Le risque d'habituer les enfants au goût sucré relève de l'imaginaire collectif. S'il est vrai qu'un enfant qui a pris l'habitude de manger son yaourt avec du sucre aura du mal à apprécier les yaourts nature, cela ne signifie pas qu'il sera attiré par tous les produits sucrés. On n'habitue pas un enfant au goût sucré, on l'habitue à consommer un aliment précis agrémenté de sucre ou pas. Le sucre ne rend pas obèse. L'obésité de l'enfant est une maladie qui entraîne un appétit accru, ces jeunes patients mangent ainsi davantage que leurs congénères de poids normal, et donc parfois plus de produits ou boissons sucrés, mais ce n'est pas l'excès de sucre qui est à l'origine de leur maladie (voir Q. 102, p. 149). Le seul risque d'un excès de consommation de plats sucrés est de déséquilibrer l'alimentation et d'entraîner ainsi d'éventuelles carences nutritionnelles. En effet, la surconsommation de plats sucrés se fait aux dépens des mets salés et expose ainsi l'enfant à insuffisamment ingérer les nutriments majoritairement contenus dans les aliments salés (fer, acides gras essentiels, vitamines, calcium). Ce ne sont donc pas les excès de sucres en soi qui sont dangereux, le sucre n'a aucun effet délétère propre chez l'enfant, mais plutôt la surconsommation d'aliments sucrés aux dépens des plats salés.

Il ne faut donc surtout pas hésiter à raisonnablement sucrer des fruits écrasés, du fromage blanc, des petits-suisses ou un yaourt si cela en facilite la consommation par l'enfant. La tendance actuelle rencontrée dans certaines crèches d'abolir tout sucrage de ces aliments n'a aucune justification scientifique. Elle relève le plus souvent d'une décision dogmatique que beaucoup de parents ou de personnels de crèche seraient ravis de voir disparaître.

61. Est-il important de ne jamais proposer une autre boisson que l'eau ?

Vous lisez ou entendez partout que l'eau est la seule boisson indispensable aux nourrissons et aux jeunes enfants et qu'il ne faut donc jamais leur proposer une autre boisson. Il est certain que l'attrait qu'ont les enfants pour les boissons sucrées, qu'il s'agisse de jus de fruits ou de sodas, pourrait les conduire à en consommer en excès et couperait alors leur appétit pour le lait infantile et/ou les repas solides qui leur apportent tous les nutriments dont ils ont besoin. Ils s'exposeraient ainsi à un risque de carences nutritionnelles. Il est donc effectivement préférable de les désaltérer avec de l'eau avant ou pendant les repas.

Mais les raisons qui justifient cette précaution sont différentes de celles qui sont habituellement avancées (voir Q. 60,

p. 81). Il est donc possible de leur proposer régulièrement un jus de fruit ou une autre boisson sucrée à la fin ou à distance d'un repas, ou au goûter. Le plaisir gustatif qu'ils procurent existe aussi à cet âge !

62. Doit-on s'inquiéter devant un enfant qui ne boit pas assez d'eau ?

Beaucoup de parents s'inquiètent parce que leur enfant ne réclame jamais à boire et refuse l'eau qu'ils lui proposent obstinément. Cette angoisse se majore lorsqu'il fait chaud et que l'enfant ne semble pas plus disposé à s'hydrater.

Ce comportement ne doit pourtant générer aucune crainte pour deux raisons principales. Tout d'abord, la soif est un processus physiologique performant qui réagit efficacement pour éviter toute déshydratation. Donc, si l'enfant n'a pas soif, c'est qu'il est suffisamment hydraté. La seconde raison est la même que celle qui a été développée pour les nourrissons allaités au sein (voir Q. 5, p. 15). Les jeunes enfants continuent habituellement à consommer un volume non négligeable de lait infantile, 2e âge ou de croissance. Ce lait leur apporte une quantité d'eau souvent suffisante pour leur poids. En effet, prenons l'exemple d'un enfant de 2 ans pesant 12 kg et ingérant quotidiennement 300 ml de lait. Extrapolé à un poids d'adulte (60 kg), cela représente un volume journalier de liquides de 1,5 litre. De quoi étancher les soifs les plus intenses !

Cette inquiétude doit d'autant plus être effacée qu'elle risque d'entraîner une potomanie. Sous la pression parfois menaçante de leurs parents, certains enfants cèdent et boivent la boisson qui leur est proposée alors qu'ils n'ont pas soif. À force d'ingurgiter de l'eau en excès, ils vont habituer leur organisme et ne plus pouvoir s'en passer, avec même parfois l'installation d'une certaine dépendance qui va les conduire à boire des volumes de plus en plus importants. On voit ainsi des enfants qui se réveillent la nuit, parfois plusieurs fois, pour réclamer de l'eau qu'ils avalent goulûment. C'est ce qu'on appelle la potomanie. Elle régresse heureusement rapidement après quelques jours de sevrage, qui peuvent néanmoins être mal vécus par l'enfant. Alors, pour éviter ce désagrément, proposez raisonnablement de l'eau à votre enfant, surtout s'il fait très chaud, mais laissez-le disposer, sans le forcer à boire. Ce n'est pas à vous de décider s'il a soif ou pas, son système de régulation s'en charge !

63. Pourquoi doit-on supplémenter les nourrissons en vitamine D ?

À la sortie de la maternité, une prescription de vitamine D vous a été donnée et vous vous demandez pourquoi cette vitamine et pas les autres. Vous êtes d'autant plus surpris que le lait que le nourrisson boit contient déjà de la vitamine D. Voici la réponse à toutes ces questions.

La vitamine D est assez peu apportée par l'alimentation, la majeure partie provient de la transformation d'un précurseur de la vitamine D qui se trouve au niveau de la peau. Ce dernier est converti en vitamine D active par l'action des ultraviolets du soleil. La pigmentation de la peau diminue l'effet des ultraviolets et réduit donc la fabrication de vitamine D active à ce niveau. Le rôle principal de la vitamine D est de permettre l'absorption du calcium ingéré par l'intestin dans le sang et de fixer le calcium au niveau des os. Elle est donc indispensable pour assurer une minéralisation correcte des os. Une carence en vitamine D se traduit à cet âge par des troubles de la croissance et des déformations osseuses. On appelle cette affection le rachitisme.

Les besoins en vitamine D sont particulièrement élevés chez le nourrisson et le jeune enfant en raison de l'importante croissance osseuse à cette période de la vie qui nécessite beaucoup de calcium. L'enrichissement des laits infantiles est insuffisant pour assurer ces besoins. Dans la mesure où l'exposition au soleil est également faible à cet âge, la production de vitamine D ne permet pas de compenser l'insuffisance des apports alimentaires. Seule une supplémentation systématique permet donc d'éviter les carences en vitamine D.

Cette réponse est susceptible de susciter deux nouvelles questions. Pourquoi ne pas enrichir davantage les laits infantiles en vitamine D et éviter ainsi la supplémentation ? Certains enfants ont une hypersensibilité à la vitamine D, c'est-à-dire que le contenu actuel des laits infantiles en vitamine D leur suffit et toute supplémentation entraînerait un surdosage responsable de troubles digestifs, neurologiques ou rénaux (voir Q. 99, p. 145). Si les laits étaient davantage enrichis, ces nourrissons ne pourraient pas en boire. C'est donc pour eux que la législation européenne a limité l'ajout de vitamine D dans les laits infantiles. La réglementation concernant l'enrichissement en vitamine D existe d'ailleurs pour tous les aliments pouvant en contenir car le surdosage en vitamine D peut se rencontrer à tout âge.

Pourquoi la supplémentation concerne-t-elle uniquement la vitamine D et pas les autres vitamines ? Les surdosages en vitamines ne s'observent qu'avec les vitamines D et A. Contrairement à la vitamine D qui est produite par l'organisme et apportée par les aliments, la vitamine A est exclusivement fournie par l'alimentation. De plus, il n'existe pas d'hypersensibilité à la vitamine A. On peut donc parfaitement contrôler ses apports par l'enrichissement des laits infantiles. Quant aux autres vitamines, dans la mesure où il n'existe pas de risques de surdosage et qu'aucune d'entre elles ne peut être fabriquée par l'organisme en dehors de la vitamine K, leur concentration dans les laits infantiles est déterminée pour assurer les besoins, sans crainte d'un éventuel surdosage.

64. Comment donner la supplémentation en vitamine D ?

Tous les nourrissons doivent recevoir une supplémentation quotidienne en vitamine D de 1 000 à 1 200 unités en cas d'allaitement au sein exclusif et de 600 à 800 unités en cas d'alimentation au biberon ou mixte (sein et lait infantile). Elle doit débuter dès la naissance et être poursuivie en continu jusqu'à l'âge de 18 mois. À partir de cet âge et jusqu'à 5 ans, le rythme peut diminuer, deux doses de charge de 80 000 à 100 000 unités de vitamine D, chacune en période hivernale, l'une en novembre, l'autre en février, suffisent. L'hiver correspond à la période la moins ensoleillée de l'année qui s'accompagne donc d'une production moindre de vitamine D par l'organisme, c'est pour cette raison que la supplémentation est recommandée au cours de cette saison uniquement. Après l'âge de 5 ans, la supplémentation peut être arrêtée jusqu'à l'âge de 10 ans où la nouvelle accélération de la croissance osseuse lors de l'adolescence justifiera une reprise des doses de charge (voir Q. 100, p. 146). Les différentes préparations commerciales qui peuvent être prescrites par votre pédiatre figurent sur le tableau ci-dessous.

Médicament	Dosage
Stérogyl	1 goutte = 400 UI
Uvestérol D	1 dose L = 800 UI
	1 dose 1 = 1 000 UI
	1 dose 2 = 1 500 UI
Zyma D gouttes	1 goutte = 300 UI
Zymaduo 150 UI	4 gouttes = 600 UI (+ 0,25 mg de fluor)
Zymaduo 300 UI	4 gouttes = 1 200 UI (+ 0,25 mg de fluor)
Fluostérol	1 dose = 800 UI (+ 0,25 mg de fluor)
Zyma D 80 000 UI	1 ampoule = 80 000 UI
Uvédose	1 ampoule = 100 000 UI

La supplémentation doit être majorée chez certains enfants considérés comme étant à risque accru de carence en vitamine D. Chez eux, à partir de l'âge de 18 mois et jusqu'à l'âge de 5 ans, la dose de charge trimestrielle de 80 000 à 100 000 unités doit être poursuivie toute l'année et non pas être uniquement administrée l'hiver. Les enfants sont dans une situation à risque soit en raison d'une exposition solaire moins efficace (peau noire) ou insuffisante (absence d'exposition au soleil au cours de l'été, maladie de la peau empêchant toute exposition solaire, port de vêtements très couvrants en période estivale), soit en raison d'un métabolisme perturbé de la vitamine D (certaines maladies de l'intestin, du foie ou du rein, prise de médicaments interagissant avec le métabolisme de la vitamine D), soit en raison de besoins augmentés (obèses), soit encore en raison d'apports alimentaires très faibles (végétalisme). Ces enfants-là doivent donc bénéficier d'une supplémentation majorée.

Les gouttes de vitamine D doivent être données à l'enfant soit directement dans la bouche (mais le goût de certains produits est peu apprécié), soit dans une cuillère, diluées dans un peu d'eau, de lait ou de jus de fruits (après la diversification de l'alimentation pour ces derniers). Il faut éviter de mettre ces gouttes dans le biberon car elles risquent de ne pas être ingérées en totalité si le contenu du biberon n'est pas entièrement bu.

65. Pourquoi doit-on supplémenter les enfants en fluor ?

La supplémentation en fluor obéit à des objectifs différents de celle en vitamine D. En effet, elle ne sert pas à couvrir les besoins nutritionnels en fluor, mais uniquement à prévenir les caries dentaires. En s'incorporant dans les cristaux de l'émail dentaire, le fluor rend ce dernier moins sensible à l'action des bactéries de la plaque dentaire responsables des caries et en diminue ainsi le risque.

Pour pouvoir s'incorporer dans l'émail dentaire, les apports en fluor doivent être importants car il doit y prendre la place occupée par une molécule de calcium et seul un apport massif permet d'y parvenir. Dans la mesure où les apports alimentaires en fluor sont le plus souvent trop faibles, seule une supplémentation permet d'atteindre la quantité nécessaire à cette substitution moléculaire.

66. Pourquoi certains enfants ne doivent pas être supplémentés en fluor ?

La supplémentation en fluor ne sert pas à assurer des besoins nutritionnels, mais uniquement à prévenir la survenue de caries dentaires. Il est donc important de ne pas être nocif en donnant trop de fluor aux enfants. Des apports excessifs en fluor risquent en effet d'entraîner une fluorose dentaire qui se traduit par l'apparition de taches blanchâtres inesthétiques et définitives au niveau des dents, particulièrement visibles sur les incisives. Scrutez attentivement les dents des jeunes adultes que vous croisez, vous remarquerez que la fluorose dentaire est loin d'être rare. Ils ont été les premiers à bénéficier de la supplémentation en fluor, initiée en France dans les années 1980, et leurs parents ont probablement scrupuleusement suivi les recommandations de l'époque, surtout dans les familles socialement favorisées. Rien de grave cependant puisqu'il s'agit uniquement d'un préjudice esthétique qui ne fragilise pas la dent.

En fait, la meilleure façon d'incorporer le fluor dans l'émail dentaire est de l'apporter directement au contact des dents à l'aide d'un dentifrice. Cette méthode est bien plus efficace que la supplémentation médicamenteuse. Le brossage des dents qu'elle requiert permet également une meilleure hygiène bucco-dentaire, tout aussi importante que le fluor pour prévenir les caries. Les dentistes recommandent ainsi de commencer à brosser les dents des enfants dès l'âge de 1-2 ans.

Les jeunes enfants ingèrent une grande partie du dentifrice qu'ils utilisent. Bien que la réglementation limite le contenu en fluor des dentifrices destinés aux enfants de moins de 6 ans, une éventuelle supplémentation en fluor, ajoutée à cet apport par le dentifrice, peut conduire à une fluorose dentaire. Il faut donc restreindre la supplémentation en fluor aux enfants qui ne se brossent pas les dents. Celle-ci sera d'autant plus nécessaire si l'un des parents a lui-même de nombreuses caries car les bactéries cariogènes de la plaque dentaire se transmettent des parents à l'enfant en raison des contacts rapprochés qu'ils entretiennent, et augmentent considérablement le risque de caries chez ce dernier. Mais chez tous les enfants qui se brossent les dents en utilisant un dentifrice fluoré, il est préférable de ne pas les supplémenter en fluor.

67. Quel menu type pour un nourrisson de 6-8 mois ?

Ce menu n'est qu'une indication, il peut être différent et demeurer tout aussi correct et adapté, à condition qu'il comporte toujours au moins 500 ml de lait 2e âge.

Matin : 180 ml d'eau + 6 mesures de lait 2e âge (200 ml au total) avec 4 à 5 cuillères à café rases de céréales infantiles avec gluten.

Midi : Une purée avec :

– 2 cuillères à café de viande ou de poisson cuits à l'eau ou grillés ou 1/4 d'œuf dur ;

– 1 pomme de terre de la taille d'un œuf ;
– 2 à 3 cuillères à soupe de légumes variés cuits et mixés ;
– 1 cuillère à café d'huile (maïs, tournesol, olive, colza) ;
– 100 ml de lait 2e âge pour mixer la purée.
ou un petit pot de 130 g de légumes-viande ou poisson additionné d'une cuillère à café d'huile (maïs, tournesol, olive, colza). Un pot de 200 g peut être nécessaire pour certains nourrissons.
En dessert : 1/2 à 1 pot de 130 g de fruits cuits variés.
Goûter : 180 ml d'eau + 6 mesures de lait 2e âge (200 ml au total).
Dîner : 180 ml d'eau + 6 mesures de lait 2e âge (200 ml au total) avec 4 à 5 cuillères à café rases de céréales infantiles avec gluten, si possible aux légumes.

68. Quel menu type pour un nourrisson de 8-10 mois ?

Ce menu est proposé à titre indicatif, il peut être différent et tout à fait correct, à condition qu'il comporte toujours au moins 500 ml de lait 2e âge.

Matin : 210 ml d'eau + 7 mesures de lait 2e âge (230 ml au total) avec 6 à 7 cuillères à café rases de céréales infantiles avec gluten.
Midi : Une purée avec :
– 2 cuillères à café de viande ou de poisson cuits à l'eau ou grillés ou 1/4 d'œuf dur ;
– 1 pomme de terre moyenne ou 2 cuillères à soupe de riz ou pâtes, cuits et mixés ;

– 3 cuillères à soupe de légumes variés cuits et mixés ;
– 1 cuillère à café d'huile (maïs, tournesol, olive, colza).
ou un petit pot de 200 g de légumes-viande ou poisson additionné d'une cuillère à café d'huile (maïs, tournesol, olive, colza).
En dessert : 1 pot de 130 g de fruits variés ou une petite banane bien mûre écrasée ou des fruits cuits mixés.
Goûter : 210 ml d'eau + 7 mesures de lait 2e âge (230 ml au total).
Dîner : Un biberon avec 120 ml d'eau + 4 mesures de lait 2e âge (140 ml au total) ;
1 petit pot de 130 g de légumes ou l'équivalent en soupe de légumes, additionné, dans chacun des deux cas, d'une cuillère à café de beurre.
En dessert : 1 laitage au choix, à varier d'un jour à l'autre :
– 1/2 à 1 yaourt nature ;
– ou 1 petit-suisse nature de 60 g à 30 ou 40 % de matières grasses ;
– ou 2 cuillères à soupe rases de fromage blanc nature à 30 ou 40 % de matières grasses.

69. Quel menu type pour un nourrisson de 10-12 mois ?

Ce menu est, comme les deux précédents, proposé à titre indicatif, il peut être différent et demeurer tout à fait correct, à condition qu'il comporte toujours au moins 500 ml de lait 2e âge.

Matin : 210 ou 240 ml d'eau + 7 ou 8 mesures de lait 2e âge (240 ou 270 ml au total) avec 8 cuillères à café rases de céréales infantiles avec gluten.
Midi : Un plat mixé ou mouliné avec :
– 3 cuillères à café de viande ou de poisson cuits à l'eau ou grillés ou 1/2 œuf dur ;
– 5 cuillères à soupe de purée de légumes (moitié pommes de terre, moitié légumes) ;
– 2 cuillères à café d'huile (maïs, tournesol, olive, colza).
ou un petit pot de 200 g de légumes-viande ou poisson additionné d'une cuillère à café d'huile (maïs, tournesol, olive, colza).
En dessert : 1 pot de 130 g de fruits variés ou une banane bien mûre écrasée ou des fruits cuits mixés ou une compote de fruits.
Goûter : 210 ou 240 ml d'eau + 7 ou 8 mesures de lait 2e âge (240 ou 270 ml au total) avec 8 cuillères à café rases de céréales infantiles avec gluten. À proposer au biberon ou en bouillie.
Dîner : 4 à 5 cuillères à soupe de potage de légumes épais contenant 1/3 de féculents (pomme de terre, riz, pâtes, semoule) cuits et mixés, additionné d'une noix de beurre.
En dessert : 1 laitage au choix, à varier d'un jour à l'autre :
– 1 yaourt nature ;
– ou 1 petit-suisse nature de 60 g à 30 ou 40 % de matières grasses ;
– ou 2 cuillères à soupe rases de fromage blanc nature à 30 ou 40 % de matières grasses.
+ éventuellement 1/2 compote ou 1/2 fruit bien mûr écrasé ou mixé.

70. À partir de quel âge un enfant peut-il manger comme le reste de la famille ?

Dès l'âge de 12-18 mois, un enfant peut commencer à partager le menu familial, à condition de respecter les trois règles suivantes.

1) Les aliments devront être moulinés, la taille des morceaux résiduels étant fonction de la tolérance de l'enfant. Leur dimension augmentera avec l'âge, mais l'acceptation des morceaux varie selon les enfants et leur taille devra donc être déterminée en l'observant. Il ne faut surtout pas vouloir aller trop vite car la survenue d'une fausse-route avec un morceau trop volumineux peut entraîner une phobie qui retardera leur acceptation par l'enfant (voir Q. 74, p. 102).

2) L'enfant devra boire au moins 250 ml de lait de croissance par jour jusqu'à ce qu'il soit capable d'ingérer quotidiennement 100 g de viande (voir Q. 93, p. 134). Avant d'atteindre ce niveau d'apports en viande, l'idéal serait même qu'il puisse boire quotidiennement 400 à 500 ml de lait de croissance, ce qui lui permettrait d'assurer la totalité de ses besoins en minéraux, vitamines et acides gras essentiels.

3) Lorsque l'enfant arrêtera de boire du lait de croissance, son alimentation devra respecter les cinq règles de l'équilibre nutritionnel qui prévalent chez le jeune enfant :

– de la viande 2 fois par jour pour assurer les besoins en fer ;
– du poisson 1 à 2 fois par semaine, à la place de la viande, pour couvrir les besoins en acides gras essentiels ou, à défaut, la consommation d'une à deux cuillères à

café par jour d'huile de colza, de noix ou de soja, ajoutées dans les plats salés ;
– 3 produits laitiers par jour pour apporter le calcium nécessaire à une bonne croissance des os ;
– 1 à 2 végétaux par jour (légumes ou fruits) pour leurs apports en fibres, oligoéléments et vitamines ;
– des féculents (pomme de terre, riz, pâtes, semoule) 1 à 2 fois par jour pour assurer un apport calorique quotidien suffisant.

Le reste de l'alimentation sera fonction des habitudes culinaires et culturelles de la famille, et ne devra surtout pas oublier de satisfaire le plaisir gustatif propre à cet âge (crèmes dessert, biscuits, gâteaux, sucreries, bonbons, glaces, boissons sucrées, etc.). Ces produits plaisir devront cependant être donnés à l'enfant uniquement lorsque les cinq règles de l'équilibre nutritionnel précédemment énoncées auront été satisfaites. C'est-à-dire à la fin d'un repas ou lors du goûter, ce qui permettra également d'en limiter la consommation par l'enfant, repu par le repas qu'il viendra d'ingurgiter. Dans ces conditions, il est tout à fait possible de les proposer quotidiennement, sans craindre de déséquilibrer son alimentation. Aucun principe nutritionnel objectif n'interdit le plaisir quotidien, seules quelques doctrines sectaires le prohibent.

71. Les plats industriels spécifiquement destinés aux enfants de 1 à 3 ans doivent-ils être préférés aux préparations maison ?

Souvent présentés sous forme d'assiettes, ces plats, parfois appelés « juniors », ont été créés par les industriels bien après les petits pots pour bébés. Ils ont ainsi permis de maintenir un marché qui diminuait sérieusement après l'âge de 1 an.

Comme les petits pots, ils sont particulièrement utiles pour les parents qui n'ont pas le temps ou n'aiment pas faire la cuisine (voir Q. 55, p. 75), bien que leur prix de revient soit bien sûr plus élevé que si les parents se mettaient aux fourneaux. Ils sont également très pratiques pour assurer des repas pris pendant un voyage ou en dehors du domicile. Ils ont enfin l'avantage d'être pasteurisés et d'éviter ainsi toute contamination bactérienne par un repas incorrectement conservé.

En revanche, les avantages nutritionnels mis en avant par les industriels pour en promouvoir la consommation sont avant tout des arguments marketing. Ils insistent notamment sur la réduction du contenu en protéines, en sel, en sucres et en graisses saturées de leurs produits, dont l'intérêt est extrêmement limité, sinon inexistant (voir Q. 58, p. 78 ; Q. 59, p. 80 ; Q. 60, p. 81 et Q. 87, p. 123). Ils suggèrent également que ces plats spécifiques permettent de différer le passage à une alimentation de type adulte (aliments industriels non spécifiques, fritures, pizzas, crèmes dessert, sodas, etc.) et inculqueraient ainsi de meilleures habitudes alimentaires. Cet argument spécieux est du pur marketing, car il est totalement dénué de fondement scientifique et très vraisemblablement erroné. Dans le même registre, certains invoquent une réduction du risque d'obésité, mais il s'agit cette fois d'une véritable allégation mensongère (voir Q. 102, p. 149 et Q. 118, p. 179).

L'ajout d'acides gras essentiels avec un bon rapport oméga-6/oméga-3 serait un argument recevable, si des apports corrects n'étaient pas faciles à assurer (du poisson 1 à 2 fois par semaine ou 1 à 2 cuillères à café par jour d'huile de colza, de noix ou de soja ajoutées dans les plats salés). Seul l'enrichissement en fer pourrait être intéressant si l'enfant ne consomme pas de lait de croissance et ne mange pas suffisamment de viande.

En définitive, les seuls avantages nutritionnels potentiels de ces plats juniors étant leur enrichissement en fer et en acides gras essentiels, ils peuvent facilement être obtenus en ingérant au moins 400-500 ml de lait de croissance par jour. Cette dernière option est à la fois plus simple, plus efficace pour assurer ces apports nutritionnels et moins onéreuse. Donc, seul le caractère pratique de ces plats et la garantie microbiologique qu'ils offrent demeurent incontestables et peuvent justifier leur surcoût, mais ils peuvent difficilement constituer un argument marketing pour les industriels, qui préfèrent donc mettre en avant des propriétés dont l'intérêt est plus que douteux.

CHAPITRE V

Quelques problèmes fréquents

72. Que faire quand un nourrisson refuse les biberons de lait infantile ?

Nous l'avons suffisamment répété, un nourrisson doit consommer au moins 500 ml de lait infantile (1er puis 2e âge) par jour jusqu'à l'âge de 1 an pour couvrir correctement ses besoins nutritionnels, notamment ceux en fer, acides gras essentiels et calcium. Son équilibre nutritionnel risque ainsi d'être sérieusement compromis s'il décide de refuser les biberons. Il est donc capital de prévenir la survenue d'une telle éventualité et de la corriger si elle survient tout de même.

Pour éviter qu'un nourrisson ne dédaigne trop tôt les biberons, il faut avant tout maintenir un nombre suffisant de biberons quotidiens le plus longtemps possible. Lors de la diversification de l'alimentation, l'ajout de purées de légumes ou de fruits dans le lait infantile plutôt que son remplacement précoce par un repas à la cuillère ou un laitage devra être privilégié. L'utilisation de céréales infantiles dès 6-8 mois permettra également de conserver des apports lactés suffisants sans risquer de mettre l'enfant en déficit calorique (voir Q. 44, p. 60).

Si malgré ces mesures l'enfant repousse encore les biberons de lait que vous lui proposez, la première attitude à adopter est de persévérer et de continuer à lui présenter les biberons, sans le forcer. Il est fréquent que cette ténacité soit rapidement récompensée et qu'il se remette à boire le biberon après quelques jours difficiles. Cependant, l'angoisse légitime que génère le refus des biberons conduit souvent les parents à les remplacer immédiatement par un repas solide (purée, produit laitier). Il est certain qu'une telle substitution prématurée doit être évitée car elle ne peut qu'aggraver le problème. Si, en dépit de toutes ces précautions, le refus persiste, la seule solution est de trouver un autre moyen pour lui donner du lait infantile. Le passage à un lait de croissance aromatisé et sucré permet parfois un regain d'intérêt de l'enfant pour les laits infantiles, il devra donc être tenté dans un premier temps. Si cela ne fonctionne pas, le plus simple est de préparer des bouillies avec du lait 2e âge ou du lait de croissance que le nourrisson pourra manger à la cuillère. Enfin, les laitages du commerce préparés à base de lait 2e âge peuvent aussi être utiles dans cette situation, c'est d'ailleurs leur seul intérêt (voir Q. 57, p. 77).

73. Que faire quand un nourrisson refuse de manger à la cuillère ?

La prise des repas à la cuillère est souvent un moment attendu avec impatience par les parents. Il marque en effet une étape symbolique qui concrétise la maturation du bébé. Il est rare que le nourrisson refuse les premières cuillères que lui tendent ses parents, mais cela peut se produire. À la déception se mêle alors l'angoisse d'une alimentation insuffisante ou d'un développement incorrect.

Que tous les parents se rassurent, ce refus n'engendre aucun risque de quelque ordre que ce soit et se corrige rapidement avec le temps. À cet âge, l'ensemble des nutriments dont a besoin l'enfant sont apportés par le lait infantile, 1er ou 2e âge, l'absence de repas à la cuillère ne va donc avoir aucune conséquence sur son équilibre nutritionnel. Quant à l'introduction des aliments habituellement donnés à la cuillère, ils peuvent être mis dans le biberon et donc être administrés à l'enfant et exercer ainsi leurs autres fonctions lors de la diversification (voir Q. 45, p. 63).

Tout à fait sereinement, il suffit de proposer régulièrement des repas à la cuillère à l'enfant, sans le forcer à manger, pour que le problème se résolve spontanément en quelques jours, voire en une à deux semaines. Et quel que soit le temps mis par le nourrisson pour accepter la cuillère, il ne faut en aucun cas craindre une croissance dentaire incorrecte ou un défaut ultérieur de mastication.

74. Que faire quand un enfant veut uniquement manger mixé et refuse les morceaux ?

Les morceaux sont introduits dans l'alimentation des enfants à partir de l'âge de 12-18 mois. Leur taille augmente progressivement au fur et à mesure du développement de leurs capacités masticatoires, elles-mêmes fonction du nombre de dents. Il arrive cependant que certains enfants refusent ces morceaux alors que leur anatomie dentaire est parfaitement développée et capable de les mastiquer. Ils n'acceptent alors que des repas mixés, avec parfois une telle phobie des morceaux qu'ils repoussent les purées contenant des grumeaux. Les parents deviennent rapidement désemparés lorsque ce rejet se prolonge au-delà de 2-3 ans et s'interrogent sur la conduite à tenir et les conséquences éventuelles d'une telle attitude.

Ce problème est très fréquent et tout à fait bénin. Il survient le plus souvent après un accident de fausse-route banal ou la déglutition difficile d'un morceau un peu trop volumineux dont l'enfant garde le souvenir et qui l'amène à rejeter tous les morceaux, de peur que l'incident se reproduise.

Avant tout, cette phobie des morceaux n'entraîne aucune conséquence nutritionnelle dans la mesure où l'enfant accepte tous les aliments, à condition qu'ils soient mixés ou moulinés. Et surtout, elle se corrige toujours avec le temps et un peu de patience. L'objectif est de familiariser progressivement l'enfant avec les morceaux, sans le brusquer ni le forcer. Pour ce faire, toutes les une à deux semaines, il faut intégrer des petits morceaux dans les repas mixés présentés à l'enfant et le laisser s'accoutumer sans le contraindre à les ingurgiter. Assez rapidement, il les mangera et s'apercevra que l'accident qui l'avait conduit à s'en méfier ne se reproduit pas ; il sera alors rassuré et le problème sera résolu. Il est cependant important de ne pas répéter trop fréquemment les tentatives pour éviter de braquer l'enfant et pérenniser encore davantage le problème, même lorsque le refus des morceaux dure malgré de multiples essais de réintroduction.

75. Que faire quand un nourrisson préfère les petits pots pour bébés aux préparations maison ?

Alors que vous aviez opté pour des petits pots pour bébés, vous vous décidez à préparer une purée maison à votre enfant. Après avoir choisi les meilleurs ingrédients, vous mettez tout votre amour pour concocter un plat des plus savoureux. Vous l'avez goûté pour le tester, il n'y a pas l'ombre d'un doute, cette préparation maison est bien meilleure que les petits pots à la texture universelle et au goût fade que vous avez l'habitude de lui donner. Votre enfant va enfin découvrir le vrai plaisir de manger. Tout en lui annonçant un tournant dans sa vie gustative, vous lui tendez la première cuillère du fruit de vos talents culinaires, votre enfant l'ingurgite, étonnamment sans véritable expression de bonheur. Vous lui proposez alors une seconde bouchée et là, consternation, l'enfant détourne la tête. Dans l'incompréhension totale, vous insistez, mais votre rejeton s'obstine à refuser cette délicieuse purée. Dépité(e), mais soucieux(se) de nourrir tout de même votre enfant, vous lui proposez un petit pot fade et lisse qui redonne le sourire et l'appétit à votre bébé.

Combien de parents ont vécu cette désagréable mésaventure ! Un tel comportement est pourtant tout à fait banal et ne préjuge en rien de vos capacités culinaires. Un nourrisson habitué à consommer des petits pots de texture assez constante, quel que soit le contenu, sera surpris par la consistance différente de la préparation maison et pourra la rejeter. Le goût, jugé indiscutablement meilleur par nous, adultes, n'est pas ressenti de la même manière par l'enfant et n'est donc pas un argument suffisant pour le détourner de ses habitudes. Les enfants préfèrent le déjà-connu à la découverte de nouvelles saveurs qui demeure un concept subjectif propre à l'idée que se font les adultes de ce que les nourrissons devraient apprécier.

De plus, à la déception s'ajoute parfois la culpabilité d'avoir trop longtemps privilégié les petits pots aux plats qui auraient pu être élaborés. Il faut pourtant vivre ce désagrément avec philosophie et bon sens, et se consoler en continuant à lui préparer de petits plats jusqu'à ce qu'il les déguste avec plaisir. Rassurez-vous, cela viendra très vite !

76. Qu'est-ce que la néophobie alimentaire ?

La néophobie est la peur de ce qui est nouveau. La néophobie alimentaire se traduit donc par une méfiance vis-à-vis de tout aliment nouveau ou jugé comme tel par l'enfant, et se manifeste par un refus de manger cet aliment. Il s'agit en fait d'un comportement ancestral qui a probablement participé à la sélection darwinienne de nos ancêtres. En évitant de goûter tout aliment inconnu, on se protégeait contre tout empoisonnement. On retrouve d'ailleurs ce phénomène chez les primates évolués dont les petits ne mangent jamais un aliment nouveau sans avoir observé préalablement un adulte en consommer.

Il s'agit d'un phénomène quasi physiologique, dans la mesure où il atteint près de trois quarts des enfants. La néophobie débute habituellement vers l'âge de 2 ans, peut persister plusieurs années, pour disparaître généralement vers 5-7 ans. L'intensité de la phobie est variable d'un enfant à l'autre, très prononcée chez certains qui réduisent de ce fait sérieusement leur éventail alimentaire ; il peut ne concerner que quelques légumes à saveur prononcée chez d'autres.

La néophobie étant normale chez le jeune enfant, il ne faut surtout pas la combattre de manière agressive. Forcer un enfant à manger un aliment qu'il refuse ne résoudra non seulement pas le problème plus rapidement, mais cela risque au contraire d'entraîner une aversion définitive pour l'aliment en question. Il ne faut pas non plus tomber dans l'excès inverse en le retirant définitivement du répertoire alimentaire de l'enfant. La meilleure attitude est de lui présenter régulièrement cet aliment – toujours en très petite quantité – et d'attendre qu'il daigne y goûter. Et surtout armez-vous de patience car dix, voire vingt présentations sont parfois nécessaires avant qu'il décide de se lancer.

77. Pourquoi un enfant peut-il brusquement refuser les légumes qu'il consommait auparavant ?

Alors que votre enfant dégustait avec plaisir les haricots verts, épinards et autres légumes en petit pot ou en purée maison, voilà qu'il refuse ces mêmes végétaux hachés en petits morceaux. Vous avez entendu parler de la néophobie alimentaire (voir Q. 76, p. 104), mais il ne s'agit pas d'un aliment inconnu puisqu'il l'appréciait lorsqu'il était plus jeune. Vous vous interrogez donc sur l'origine de ce revirement aussi agaçant que surprenant.

Malgré les apparences, il s'agit bien de l'une des expressions de la néophobie alimentaire. Certes, l'aliment n'est pas nouveau dans la mesure où votre enfant en a ingéré sans s'y opposer pendant des mois, mais sa présentation étant différente, il est considéré comme nouveau par l'enfant. Vous l'admettrez, des haricots verts en petits morceaux ne ressemblent pas à la purée obtenue avec ces mêmes végétaux. Comme le goût reste sensiblement identique, vous vous dites qu'il devrait s'y retrouver, mais il s'agit là d'un raisonnement d'adulte. Pour un jeune enfant, l'aspect de l'aliment proposé précédant toujours la perception gustative qu'il produit, une présentation modifiée altère l'ensemble du ressenti par l'enfant.

Mais pourquoi cette néophobie « apparentielle » concerne-t-elle plus souvent les légumes et moins, voire jamais, les viandes, les féculents ou les fruits bien sucrés ? Tout simplement parce que l'enfant goûte généralement l'aliment en question, malgré sa réticence devant la nouvelle présentation qui lui est proposée. La saveur des légumes ne l'incite pas à recommencer, alors que celle des autres aliments, neutre ou agréable, efface son réflexe néophobique.

L'attitude à avoir est la même que pour toutes les néophobies alimentaires. Il faut multiplier les présentations de très petites quantités du légume rejeté, sous sa forme nouvelle, et attendre patiemment que l'enfant accepte de le tester. Toute contrainte est à proscrire, elle risque d'entraîner un dégoût définitif pour le légume banni.

78. Que faire quand un enfant refuse de manger des légumes ?

Les enfants qui refusent de manger des légumes sont très nombreux. Cette opposition entraîne souvent une angoisse profonde chez les parents martelés par l'impératif de consommer « cinq fruits et légumes par jour » sous peine de voir s'installer de multiples problèmes de santé, immédiats ou dans l'avenir. Ils sont alors prêts à tout pour sauver leur enfant en proie à de graves carences. Ce problème est certes fréquent, mais il faut raison garder et adopter une attitude la moins délétère possible, à défaut d'être efficace.

Avant tout, le célèbre slogan exhortant à manger quotidiennement cinq fruits et légumes ne s'adresse pas à l'enfant, mais exclusivement à l'adulte (et encore, même chez l'adulte, la quantité suggérée est contestable, mais ce n'est pas le propos de cet ouvrage). Chez l'enfant, un ou deux végétaux (légumes, crudités ou fruits) par jour suffisent à assurer les besoins en fibres, vitamines et oligoéléments apportés par ces aliments (voir Q. 70, p. 95). Même les enfants les plus récalcitrants acceptent de consommer quelques légumes (haricots verts, petits pois, carottes), crudités (concombre, tomate, avocat, salade) ou fruits (banane, pomme, kiwi). Donc, même lorsque le catalogue des légumes rejetés est bien plein, il reste toujours possible de trouver quelques végétaux qui trouvent encore grâce à leurs papilles.

Pour parvenir coûte que coûte à faire manger des légumes que l'enfant n'aime pas, il est parfois préconisé de les noyer dans une préparation culinaire qui en masquera le goût (purées, boulettes de viande, soupes, etc.). Cette attitude est totalement stupide. En effet, si elle peut permettre aux parents de s'enorgueillir d'avoir réussi à faire ingurgiter le légume banni par leur enfant, elle ne corrige en rien le dégoût qu'il éprouve envers cet aliment, dans la mesure où il n'en détecte pas la présence au sein du mélange élaboré. Une nouvelle fois, le maintien d'un bon équilibre alimentaire ne nécessite pas que l'enfant consomme tous les légumes de la nature, cela ne sert donc à rien de trouver des ruses pour le berner.

Devant un enfant qui refuse les légumes, le comportement à avoir est toujours le même : proposer, laisser disposer, sans forcer ni paniquer. Les légumes que les parents souhaitent que leur enfant mange devront régulièrement lui être proposés, toujours en petites quantités, au sein d'une assiette contenant également des féculents et de la viande qu'il a l'habitude de consommer. Il est probable qu'il les ignore les premières fois, jusqu'au jour où il y goûtera et changera peut-être d'opinion à leur sujet. Et si cela n'arrive jamais, les parents pourront se consoler en adoptant la même attitude avec d'autres légumes, mais ce n'est pas une obligation !

En revanche, il ne faut en aucun cas le contraindre à manger les légumes qu'il rejette, ni par la force ni dans la perspective d'une récompense. Non seulement ce n'est généralement pas efficace, mais cela peut au contraire conduire au rejet définitif du légume en question. C'est aussi pour cette raison que les quantités de légumes proposées doivent être limitées dans l'assiette, une ration volumineuse ne pouvant qu'amplifier le dégoût qu'ils engendrent.

79. Que faire quand un enfant refuse les plats salés et n'accepte que le sucré ?

Il n'est pas rare que les parents se plaignent que leur enfant délaisse les plats salés et se rattrape en mangeant plusieurs desserts. Il accepte quelques cuillères de purée-viande, puis semble ne plus avoir faim, mais quand arrive le petit-suisse aromatisé, son appétit revient jusqu'à en réclamer un second. Les parents, contrariés par le peu de calories ingurgitées, cèdent et vont même parfois proposer un troisième produit sucré qui sera aussi voracement englouti que les deux précédents. Ils se rendent bien compte que cette attitude n'est pas idéale pour respecter un bon équilibre alimentaire, mais l'obstination de leur enfant à troquer le salé pour du sucré et la peur qu'il sorte de table le ventre à moitié vide l'emportent sur la raison.

Une telle attitude compensatoire est délétère, car elle entretient le refus sélectif des plats salés par l'enfant qui sait qu'il finira par obtenir du sucré pour combler sa faim. Les nourrissons ont en effet une préférence innée pour la saveur sucrée ; tout comportement permissif est susceptible d'exagérer l'expression de ce trait constitutionnel et de conduire à une alimentation sélective privilégiant les produits sucrés. Il ne faut donc en aucun cas multiplier les desserts sucrés chez un enfant qui délaisse les préparations salées, même si les quantités totales ingurgitées au cours du repas restent faméliques. Ainsi, lorsque la purée a à peine été entamée, il n'aura pas la possibilité de se rattraper avec les petits-suisses. Aidé par la faim, il comprendra très vite qu'un repas ne peut pas être exclusivement sucré, et il est certain que vous trouverez suffisamment de mets salés qui conviennent à ses délicates papilles.

80. Que faire quand un enfant veut toujours manger les mêmes aliments ?

Certains enfants sont très sélectifs dans leurs choix alimentaires, qu'ils limitent à quelques aliments traditionnellement plébiscités à cet âge. Il s'agit le plus souvent des féculents (riz, pâtes, pommes de terre, pain), des produits laitiers (lait, yaourts, petits-suisses, fromages à pâte cuite, fromage blanc), des viandes surtout blanches, des produits sucrés (crèmes dessert, glaces, biscuits, gâteaux), de quelques fruits (pomme, banane, kiwi) et de quelques crudités (tomate, concombre). Tous ces aliments ont la particularité d'avoir un goût relativement neutre ou plutôt sucré, alors que ceux à la saveur plus prononcée, acide ou amère, sont systématiquement rejetés – principalement la plupart des légumes, des crudités, des fruits et des poissons.

Une telle réduction dans l'éventail diététique de l'enfant inquiète beaucoup les parents, qui imaginent que cette absence de diversité peut être source de carences nutritionnelles, notamment en raison de la très faible consommation de fruits et légumes. Cette angoisse est d'autant plus majorée que le répertoire des aliments acceptés par l'enfant n'inclut pas l'ensemble de ceux cités plus haut, mais se limite généralement à quelques-uns d'entre eux.

Heureusement, la nature est bien faite. Malgré un nombre réduit d'aliments et de boissons ingurgités, ces enfants parviennent à consommer presque tous ceux qui leur sont nécessaires pour couvrir la majorité de leurs besoins nutritionnels. Les aliments indispensables pour respecter les cinq règles de l'équilibre nutritionnel de l'enfant sont : les viandes, le poisson, le lait et les produits laitiers, quelques végétaux et les féculents (voir Q. 70, p. 95). Tous ces aliments font généralement partie de leur répertoire, à l'exception des végétaux et du poisson. Le problème des végétaux est vite résolu dans la mesure où ces enfants acceptent au moins deux ou trois fruits ou crudités différents qui sont amplement suffisants pour leur équilibre nutritionnel. Seul le poisson peut faire défaut et conduire à des apports insuffisants en oméga-3. Le poisson pané parfois accepté par ces enfants peut être une solution à privilégier (voir Q. 101, p. 147). Sinon, il suffit d'utiliser une huile riche en oméga-3 (colza, noix, soja) pour assaisonner les rares crudités qu'ils daignent ingérer ou l'ajouter dans leurs plats salés.

Mais pourquoi ces enfants sont-ils si sélectifs dans leur choix alimentaire ? Ils ont en fait une sensibilité gustative particulièrement accentuée qui leur donne la capacité de déceler les saveurs de manière amplifiée. Si cette particularité sensorielle n'est pas gênante pour les aliments à goût neutre ou agréable, elle exacerbe les saveurs amères ou acides, et entraîne un rejet des aliments qui les détiennent. Ce trait est génétiquement déterminé et on qualifie ces enfants d'« hypergoûteurs ». On les oppose aux « hypogoûteurs » qui ont eux une sensibilité gustative émoussée qui leur permet d'avaler tous les aliments qu'on leur propose, quel que soit leur goût. Ces capacités de détection gustative prenant leur origine dans l'ADN de l'individu, il les conserve toute sa vie, mais la liste des aliments tolérés s'étend heureusement avec l'âge chez les hypergoûteurs.

81. Que faire quand un enfant mange très peu ?

« Docteur, je ne comprends pas qu'il puisse prendre du poids avec le peu qu'il avale, mais heureusement que je le force à manger, sinon il maigrirait. » Voilà une phrase que beaucoup de pédiatres entendent lorsqu'ils annoncent que la croissance de ce petit mangeur est parfaitement régulière. L'étonnement de ces parents est légitime, mais le comportement alimentaire de ces enfants est tout à fait normal et ne justifie donc pas l'inquiétude qu'il génère et le « forcing » qu'ils subissent.

L'appétit de chaque enfant est en effet précisément adapté à sa corpulence, elle-même en grande partie génétiquement déterminée. En d'autres termes, un enfant est programmé pour avoir un certain poids et son appétit s'ajuste pour conserver ce poids. C'est donc parce qu'un enfant est génétiquement programmé pour être obèse qu'il va manger davantage que ses congénères, et parce que les maigres sont prédisposés à l'être qu'ils ont un appétit d'oiseau.

Cela ne sert donc à rien de forcer un enfant ayant une maigreur constitutionnelle à manger davantage, car non seulement cela ne le fera pas grossir (voir Q. 119, p. 181), mais un tel forcing risque au contraire d'entraîner des vomissements ou une anorexie d'opposition (voir Q. 82, p. 113). Le seul souci est de veiller à respecter les règles de l'équilibre nutritionnel pour éviter les carences (voir Q. 70, p. 95). Il s'avère en pratique que l'alimentation spontanée de ces enfants, bien que quantitativement faible, est qualitativement correcte et permet de couvrir ses besoins, notamment grâce à une importante consommation de lait de croissance (voir Q. 28, p. 40).

82. Que faire quand un enfant refuse brutalement de manger ?

Lors d'un événement banal de la vie courante (entrée en crèche, reprise de l'activité professionnelle de la mère, naissance d'un autre bébé, gastro-entérite, etc.), un enfant peut brutalement développer une anorexie, c'est-à-dire refuser pratiquement tout ce qu'on lui propose à manger. Il va sans dire qu'un tel comportement angoisse terriblement les parents, bien que l'enfant reste le plus souvent en pleine forme par ailleurs. Une fois l'inquiétude initiale estompée, les parents se mettent à le forcer, à le réprimander et à exprimer ostensiblement leur joie les rares fois où l'enfant daigne se nourrir. C'est pourtant exactement l'attitude inverse qu'il faudrait avoir pour éviter que ce comportement anorexique aigu ne se pérennise.

En effet, l'enfant utilise ce refus de manger comme un moyen pour capter l'attention de ses parents et leur exprimer sa contrariété devant l'événement qui en a été le facteur déclenchant. Tant que cette technique s'avérera efficace à ses yeux, il continuera. Et pour lui, toutes les réactions de ses parents, qu'elles soient coercitives (forcing, réprimandes) ou émotionnelles (expressions de joie), traduiront sans distinction un succès dans sa quête d'attention.

Le comportement à adopter pour permettre une disparition rapide des troubles est ainsi opposé à celui qu'on aurait spontanément.

• Éviter toute attitude visant à contraindre l'enfant, activement (menaces, forcing, réprimandes) ou à son insu (ruses, jeux, récompenses), à ingurgiter les aliments proposés. Dans ces deux cas, vous confirmez à l'enfant que son comportement alimentaire retient votre attention. C'est exactement ce qu'il cherche à faire, il va donc continuer.

• Mettre de toutes petites quantités d'aliments dans l'assiette, bien inférieures à celles qu'il a l'habitude de manger. Le but est de placer l'enfant en position de demandeur, et donc d'inverser les rôles (ce ne sont plus les parents qui attendent une réaction de l'enfant).

• Ne pas réagir immédiatement si l'enfant réclame à manger après avoir terminé le peu qu'il avait dans son assiette, attendre qu'il réitère sa demande et lui donner à nouveau de très petites quantités. Comme précédemment, les parents ne sont plus demandeurs, c'est l'enfant qui va réclamer.

• Respecter l'ordre de la distribution du repas, quelles que soient les quantités ingérées, c'est-à-dire ne pas proposer deux desserts sous prétexte que le plat salé n'a pas été consommé. Une telle attitude compensatoire risquerait de déplacer le problème vers celui d'une sélectivité alimentaire déséquilibrée au point de vue nutritionnel (voir Q. 79, p. 109).

• Ne pas proposer d'aliments en dehors des quatre repas habituels si l'enfant en réclame alors qu'il a repoussé le repas proposé une ou deux heures auparavant. Ce comportement permissif et pleinement dévoué est justement ce qu'il cherche à obtenir. Cela ne pourrait donc que l'inciter à maintenir son attitude anorexique.

• Donner l'impression à votre enfant de ne pas être préoccupé par les quantités qu'il ingère, qu'elles soient faibles ou importantes. C'est probablement le plus dur à faire, surtout lorsque les troubles durent.

L'ensemble de ces efforts sont habituellement récompensés et font disparaître l'anorexie en quelques jours. Mais il peut arriver que certains enfants soient particulièrement entêtés, surtout si les parents relâchent par moments les consignes. Leur dernier recours sera alors de pousser la plus grande des colères à un niveau qu'ils ne soupçonnaient pas pouvoir atteindre. Le succès obtenu entraîne alors des regrets sur le temps perdu à avoir vainement essayé la méthode douce, mais seule cette étape initiale de rage contenue permet d'accumuler suffisamment d'énergie pour atteindre le niveau d'explosion émotionnelle nécessaire pour être efficace.

Dernier point qui préoccupe souvent les parents, cette anorexie d'opposition n'a rien à voir avec l'anorexie mentale de la préadolescente. La première est réactionnelle, presque toujours bénigne et transitoire, la seconde est une véritable maladie, parfois sévère et d'évolution imprévisible. Cette précision importante devrait procurer davantage de sérénité aux parents pour suivre les recommandations qui viennent d'être édictées.

CHAPITRE VI

Les erreurs à éviter

83. Pourquoi ne doit-on pas introduire trop tôt d'autres aliments que le lait dans l'alimentation d'un nourrisson ?

Un nourrisson doit être exclusivement nourri au sein et/ou au biberon jusqu'à 4 mois révolus, âge à partir duquel d'autres aliments que le lait peuvent commencer à être introduits (voir Q. 46, p. 65). Mais avant cet âge, l'enfant ne doit rien recevoir d'autre que son lait, ni légumes, ni fruits, ni jus de fruits, ni boissons aromatisées, ni céréales, sauf prescription particulière du pédiatre pour raisons médicales.

Pourquoi une telle rigidité, vous dites-vous, alors que la tendance actuelle est d'introduire plus tôt qu'avant les aliments, notamment ceux à fort potentiel allergisant, pour faciliter l'acquisition de leur tolérance et réduire ainsi les risques d'allergie (voir Q. 45, p. 63) ? Ce principe est en effet celui de la désensibilisation, qui repose sur l'administration de très faibles doses initiales progressivement croissantes de l'aliment incriminé. D'où l'intérêt de commencer la diversification suffisamment tôt pour que les quantités ingérées lors des premiers contacts avec l'aliment soient faibles et augmentent progressivement avec l'âge. On pourrait ainsi imaginer que l'introduction dès les premières semaines de vie de très petites quantités d'aliments serait encore plus efficace dans cette optique de désensibilisation naturelle.

Tout d'abord, ce raisonnement n'est peut-être pas faux et pourrait être appliqué un jour. Mais dans l'état actuel des connaissances, on estime que l'administration trop précoce d'autres aliments que le lait pourrait au contraire favoriser la survenue d'une allergie. En effet, chez le nouveau-né et le jeune nourrisson, l'intestin est plus perméable et laisse plus facilement passer les protéines des aliments ingérés sans les digérer préalablement. Normalement, les protéines sont digérées dans le tube digestif, c'est-à-dire que leur taille est réduite, avant d'être absorbées, donc avant de passer dans le sang et d'entrer en contact avec le système immunitaire. Si la stimulation progressive de ce système immunitaire favorise la tolérance allergologique de l'aliment (c'est le principe de la désensibilisation), une stimulation trop intense a exactement l'effet inverse en induisant une réaction allergique. Dans la mesure où l'intensité du stimulus est proportionnelle à la taille de la protéine, le passage de protéines non digérées, et donc volumineuses, favorise l'allergie. C'est la raison pour laquelle il faut attendre que la perméabilité intestinale de l'enfant ait diminué pour introduire les premières protéines autres que celles du lait. On considère que cette maturation est correcte à l'âge de 4 mois révolus.

84. Pourquoi ne doit-on pas remplacer le lait 2e âge par du lait de vache ?

Si les parents comprennent l'intérêt de donner du lait 1er âge à un nouveau-né et à un jeune nourrisson, il arrive qu'ils passent au lait de vache standard dès que le nourrisson mange à la cuillère, considérant que le lait 2e âge n'est pas nécessaire. Ils prennent parfois comme argument leur propre histoire, prétextant qu'ils ont été alimentés par du lait de vache dès l'âge de 6 mois sans *a priori* avoir à en subir de conséquences visibles.

Une telle substitution est pourtant délétère car elle conduit inéluctablement l'enfant à avoir des carences nutritionnelles, notamment en fer, en acides gras essentiels et en vitamines B9 (acide folique), C, D, E (voir Q. 92, p. 133 et Q. 96, p. 141). Les capacités alimentaires à cet âge ne permettent effectivement pas de compenser par la consommation d'aliments solides l'enrichissement en ces différents nutriments du lait 2e âge par rapport au lait de vache. Il peut même s'y ajouter un déficit calorique susceptible de ralentir la prise de poids si les parents utilisent du lait demi-écrémé et non entier.

Reste l'argument de leur propre histoire diététique qui semble avoir été bien tolérée. Il faut savoir que les carences en fer, en acides gras essentiels et en vitamines se manifestent par un développement moindre de l'intelligence, une fatigue, une susceptibilité accrue aux infections de la petite enfance, ou une minéralisation osseuse insuffisante favorisant les fractures ultérieures. Tous ces troubles peuvent passer inaperçus, ou tout du moins ne pas être reliés aux carences nutritionnelles.

Lorsque les parents pensent qu'ils n'ont pas eu de problèmes en ne consommant pas de lait 2e âge, c'est peut-être parce qu'ils ne s'en sont pas encore rendu compte...

85. Pourquoi ne doit-on pas remplacer le lait 2e âge par du lait d'autres mammifères (chèvre, brebis, jument) ?

Certains courants idéologiques diabolisent le lait de vache, qu'ils accusent d'être à l'origine de multiples maux (voir Q. 109, p. 165), et préconisent son remplacement par le lait d'autres mammifères. Parmi ces derniers, le lait de chèvre arrive en tête, suivi par les laits de brebis et de jument.

Avant tout, l'ensemble de ces laits ne sont pas plus adaptés au nourrisson que le lait de vache. Leur utilisation à la place des laits 2e âge expose ainsi l'enfant aux mêmes carences que celles énoncées pour le lait de vache (voir Q. 84, p. 119). Ils ne présentent donc aucun avantage sur le lait de vache et ont l'inconvénient d'être bien plus onéreux, surtout le lait de jument.

Le lait de chèvre, un des plus consommés dans ces milieux alternatifs, a la particularité d'être pratiquement dépourvu de vitamines B9 et B12. Il est ainsi susceptible d'entraîner des carences graves avec séquelles neurologiques irréversibles lorsqu'il est utilisé chez de jeunes nourrissons qui boivent encore beaucoup de lait et dont le reste de l'alimentation est donc insuffisant pour compenser le déficit vitaminique induit. Il ne constitue pas non plus une alternative possible chez les enfants allergiques au lait de vache dans la mesure où plus de 90 % d'entre eux se révèlent également allergiques au lait de chèvre. Les protéines de ces deux laits ont en effet des structures très voisines qui expliquent cette allergie dite croisée. Il faut également préciser qu'une telle allergie croisée se voit aussi avec les autres laits de mammifères utilisés, notamment le lait de brebis, et cela pour les mêmes raisons.

86. Pourquoi est-il dangereux d'alimenter un nourrisson par des substituts du lait à base de végétaux (riz, amande, soja, noisette, châtaigne) ?

Convaincus par des discours éloquents, provenant parfois de professionnels de santé, certains parents décident de substituer le lait infantile de leur nourrisson par un jus végétal, improprement appelé « lait ». Élaborés à partir de riz, d'amandes, de soja, de noisettes ou de châtaignes, ces produits ne peuvent en aucun cas prétendre se dénommer « lait de… », dans la mesure où leur composition n'est pas du tout conforme à celle préconisée par la législation européenne qui régit les laits infantiles.

Leur utilisation expose inexorablement le nourrisson à de graves carences qui peuvent le conduire jusqu'au décès. Cette pratique provoque chaque année l'hospitalisation de nombreux enfants ; deux d'entre eux ont même succombé à leurs carences au cours des dernières années. Nous sommes face à une *véritable maltraitance nutritionnelle*, les parents n'en étant pas les responsables mais les victimes.

La composition de ces produits est totalement inadaptée aux nourrissons car la plupart d'entre eux ont des teneurs très faibles en graisses, protéines, calcium, fer, vitamines D et B12. Ils sont aussi souvent insuffisamment caloriques et responsables alors de retards de croissance. Beaucoup d'adeptes indéfectibles vous répondront cependant qu'ils connaissent de nombreux enfants alimentés par ces substituts et dont l'état de santé n'inspire aucune inquiétude. Il est certain que les cas hospitalisés évoqués précédemment ne concernent que les formes les plus sévères de carences, la grande majorité de ces dernières étant invisibles (risques augmentés de fractures osseuses à l'âge adulte) ou insoupçonnables au premier abord (plus grande susceptibilité aux infections de la petite enfance, retard de développement intellectuel). Soyons clair, tout nourrisson alimenté par ces substituts végétaux aura inéluctablement des carences nutritionnelles, d'autant plus fréquentes et graves que l'enfant sera jeune et donc que son alimentation sera peu diversifiée.

La législation interdit de mentionner l'expression « préparation pour nourrissons » sur l'étiquetage de ces produits. Les fabricants ont donc trouvé des moyens pour contourner la loi. Non seulement ces boissons sont vendues dans des boîtes qui ressemblent singulièrement à celles des laits infantiles classiques, mais de plus des images pouvant évoquer une consommation possible chez le nourrisson figurent sur l'étiquetage (ourson, photos d'enfants). Pis encore, des mentions suggérant une utilisation éventuelle chez les jeunes enfants apparaissent sur les boîtes, comme : « Ce produit peut se donner à un bébé dans un biberon ou à la cuillère en début de sevrage » ou « Particulièrement adapté aux jeunes enfants en période de croissance ». Tout est prémédité pour rassurer les parents, sans enfreindre la réglementation.

Quoi qu'on dise, il persistera toujours des récalcitrants qui trouveront des raisons pour maintenir ce type de régime végétalien afin d'épargner à leur bébé des prétendus méfaits du lait de vache. Ne cherchons pas à les dissuader, mais proposons-leur des produits qui respectent leurs convictions et ménagent leur nourrisson. Il s'agit de préparations infantiles élaborées à partir de protéines de riz ou de soja, ne contenant donc pas de lait de vache, mais dont la composition est parfaitement conforme à la réglementation européenne, contrairement aux ersatz de lait infantile précédents. Voici ceux actuellement disponibles sur le marché français : Rizlac, Novalac Riz, Modilac Riz, Picot Riz, Gallia Soja et Modilac Soja.

87. Pourquoi ne doit-on pas restreindre les graisses chez le nourrisson et le jeune enfant ?

La peur de l'obésité, la mauvaise réputation des graisses d'origine animale, la diabolisation de l'huile de palme et le risque d'avoir du cholestérol résument probablement les raisons qui poussent les parents à restreindre la consommation de graisses de leur nourrisson ou de leur jeune enfant. Une telle attitude est injustifiée et peut devenir délétère.

Aucun des arguments précédemment énumérés n'est recevable pour justifier une limitation des graisses à cet âge. L'obésité est une maladie qui n'a pas de lien direct avec la consommation de graisses (voir Q. 102, p. 149). Les graisses d'origine animale (beurre, saindoux, gras de viande, peau du poulet, etc.) ont la réputation d'être plus mauvaises que celles d'origine végétale (huiles, margarines), car elles contiennent davantage de graisses saturées, connues pour favoriser la survenue de maladies cardio-vasculaires. *Si un tel danger existe effectivement chez l'adulte après 50 ans, le craindre chez le jeune enfant est totalement infondé.* L'huile de palme peut poser des problèmes écologiques, mais elle est d'une totale innocuité chez l'enfant (voir Q. 106, p. 158). Enfin, l'excès de cholestérol dans le sang (appelé hypercholestérolémie) peut s'observer chez l'enfant, mais il s'agit alors d'une maladie d'origine génétique sans aucun lien avec son alimentation (voir Q. 113, p. 170).

L'enfant, notamment son cerveau, a besoin de graisses pour se développer, et les limiter inutilement peut être néfaste. Jusqu'à l'âge de 3 ans, les recommandations nutritionnelles se basent sur les apports du lait de mère. Ce dernier apporte environ 68 calories pour 100 ml ingérés, dont 36 calories (soit 53 %) provenant des graisses qu'il contient. Il est donc officiellement recommandé d'assurer 45 à 50 % des apports caloriques quotidiens sous forme de graisses pendant les trois premières années de la vie[1]. Ces décisions ont été soutenues par la nécessité d'assurer également des apports suffisants en acides gras essentiels (contenus dans les graisses consommées), indispensables pour permettre un développement satisfaisant du cerveau. La seule solution pour y parvenir est de maintenir une consommation suffisante de lait 2e âge puis de croissance jusqu'à 3 ans et d'ajouter systématiquement des graisses (huile, beurre ou margarine) dans chacun

1. Avis de l'Agence française de sécurité sanitaire des aliments relatif à l'actualisation des apports nutritionnels conseillés pour les acides gras, mars 2010.

des plats salés proposés à l'enfant (voir Q. 67, 68 et 69, p. 91 à 93). On imagine donc bien que toute restriction, si minime soit-elle, compromet sérieusement le respect de ces recommandations.

88. Pourquoi ne doit-on pas forcer un enfant à terminer son assiette ?

« Finis ton assiette ! » Voilà une injonction chère à beaucoup de parents. La préoccupation que son enfant mange suffisamment ou le simple apprentissage précoce des règles de savoir-vivre motivent généralement cette sommation. L'enfant rechigne, pleure, mais s'astreint finalement à faire un effort pour terminer ce qu'il peut de son repas, au grand soulagement de ses parents. Mais la répétition de ces « forcings » alimentaires peut devenir un vrai calvaire pour les enfants, mais aussi pour les parents qui se mettent alors à redouter le moment des repas.

L'éducation du comportement en société est nécessaire, et ce dès le plus jeune âge. L'intransigeance devant des caprices itératifs est obligatoire pour éviter toute dérive comportementale. Mais le respect du système de régulation de l'appétit reste indispensable. L'appétit de chaque enfant est régulé dans le cerveau en fonction de sa corpulence, des calories ingérées lors des repas précédents et de son activité physique. Dès que ce système de régulation estime que tous les critères sont réunis pour stopper les apports caloriques, il entraîne un arrêt immédiat de la prise alimentaire. C'est pour cette raison que les enfants peuvent brusquement décider qu'ils n'ont plus faim alors qu'il ne leur reste que deux bouchées à avaler. Dans la même situation, l'adulte se raisonne pour se forcer à terminer son assiette, mais le niveau d'éducation d'un enfant ne lui permet pas d'adopter une telle attitude qu'on peut qualifier de contre-naturelle. Certains rétorqueront qu'il est capable de retrouver un regain d'appétit pour manger son dessert alors qu'il a refusé de terminer le plat salé. La gourmandise, qui est elle déjà bien développée chez l'enfant, reste à tout âge un moyen efficace pour forcer les systèmes de régulation de l'appétit, mais un rattrapage spontané sera assuré lors des repas suivants.

Quel est le risque de forcer un enfant à terminer son assiette alors qu'il a décrété qu'il n'avait plus faim ? Contrairement à ce qu'on entend parfois, cela ne le rendra pas obèse car les systèmes de régulation vont prendre en compte ce surplus calorique et réduire en conséquence les quantités ingérées lors des repas suivants. En revanche, le « forcing » alimentaire peut pousser l'enfant à adopter un comportement d'opposition dès le début du repas, aboutissant à une anorexie qui peut rapidement devenir rebelle (voir Q. 82, p. 113). Mais en aucun cas ces contraintes ne peuvent aider l'enfant à assurer ses besoins caloriques comme le pensent parfois les parents. C'est leur nature qui règle le niveau de ces besoins que ni les parents ni le pédiatre ne connaissent avec suffisamment de précision.

89. Pourquoi un enfant ne doit-il jamais s'endormir avec un biberon ?

Parce que leur enfant a des difficultés pour s'endormir ou parce qu'ils jugent que les quantités ingérées au dîner sont insuffisantes, les parents décident de lui donner un biberon de lait ou d'eau aromatisée lorsqu'ils le couchent. *Ce rituel est particulièrement délétère car il conduit à des caries importantes et peut également entraîner des déformations inesthétiques du visage.*

La prise de biberon juste avant l'endormissement réunit deux éléments majeurs générateurs de caries. Le sucre contenu dans les boissons et, à un moindre degré, le lait sont des nutriments qui favorisent la multiplication des bactéries cariogènes responsables de la détérioration de l'émail dentaire. Parallèlement, le flux salivaire, qui permet dans la journée d'atténuer ces effets, est moins efficace la nuit en raison de la diminution de la sécrétion de salive. Les caries peuvent atteindre toutes les dents, excepté les incisives inférieures, protégées par la position avancée de la langue qui vient au contact des lèvres lors des mouvements de succion. Ces caries s'étendent rapidement et peuvent aboutir à de véritables délabrements dentaires, parfois à l'origine de troubles de l'élocution et de la mastication.

Ce rituel nocturne peut aussi entraîner des déformations inesthétiques du visage. Le maintien de la tétine dans la bouche pendant le sommeil perturbe la croissance de la mâchoire, qui se déforme de manière définitive.

Bien que ce soit moins grave, cette mauvaise habitude pérennise également les troubles du sommeil qui ont d'ailleurs parfois été à l'origine de sa mise en place. En effet, lorsque l'enfant se réveille au cours de la nuit, il cherche à se rendormir dans les mêmes conditions que la veille au soir, et réclame donc son biberon. S'il ne le trouve pas, il ne parvient pas à s'endormir et pleure.

Pour éviter toutes ces complications, il est nécessaire de rapidement supprimer le biberon du coucher. S'il s'agissait d'un rituel d'endormissement, il faudra le remplacer par un autre doudou moins dangereux et supporter pendant quelques jours les contestations bruyantes de son enfant. S'il servait à apaiser des parents inquiets par un enfant petit mangeur, les arguments développés à la Q. 81, p. 112 devraient les rassurer et leur permettre d'endurer également les cris désapprobateurs de leur rejeton.

Les mêmes complications peuvent survenir chez les nourrissons s'endormant au sein de leur mère. Cette situation est néanmoins plus rare dans la mesure où les enfants encore allaités après l'apparition des dents sont beaucoup moins nombreux.

90. Pourquoi le miel est-il interdit avant 1 an ?

Comme le miel est un produit naturel, beaucoup de parents sont convaincus qu'il n'a aucune nocivité et qu'il serait même susceptible d'avoir des vertus curatives. Il existe d'ailleurs beaucoup de mythes sur les bienfaits du miel sur certains troubles (toux, maux de gorge, voix enrouée, etc.). Les sucres qu'il contient (majoritairement du fructose et du glucose, mais aussi du saccharose) sont également jugés bien meilleurs que ceux qui agrémentent les sodas, bonbons et autres produits industriels, alors que ce sont exactement les mêmes (voir Q. 104, p. 154).

Ces prétendues propriétés – dont certaines sont peut-être réelles – mises à part, il faut savoir que le miel peut s'avérer dangereux pour les nourrissons de moins de 1 an. Les abeilles peuvent effectivement transporter dans la ruche, et donc dans le miel, des *bactéries responsables du botulisme*. Il s'agit d'une maladie qui se traduit par une paralysie des muscles, et notamment du diaphragme, pouvant conduire au décès par arrêt respiratoire. Dans la mesure où le miel n'est ni cuit ni pasteurisé avant d'être consommé, ces bactéries demeurent vivantes et peuvent ainsi entraîner un botulisme en étant ingérées par les bébés. Comme le nombre de bactéries présentes est toujours très faible, seuls les jeunes nourrissons dont le système immunitaire est encore immature peuvent développer la maladie. Heureusement, le système de défense anti-infectieuse des plus âgés parvient à détruire le faible contingent de bactéries que le miel peut transmettre.

91. Pourquoi la viande crue et les fromages au lait cru doivent-ils être évités avant 3 ans ?

Le tube digestif des ruminants peut contenir une bactérie (*Escherichia coli* O157-H7) responsable d'une maladie grave appelée syndrome hémolytique et urémique. Cette bactérie infecte l'intestin de celui qui l'ingère et peut, dans certaines situations, se disséminer pour provoquer une insuffisance rénale ou un accident vasculaire cérébral. Beaucoup guérissent sans complications, mais un nombre non négligeable d'enfants souffre de lourdes séquelles (insuffisance rénale nécessitant une dialyse puis une greffe de rein, handicap neurologique sévère) et certains décèdent. Les risques d'atteinte rénale ou cérébrale sont d'autant plus importants que l'enfant est jeune, notamment avant l'âge de 3 ans, alors que chez les enfants plus âgés et les adultes, l'infection se manifeste le plus souvent uniquement par une simple diarrhée sanglante sans réelle gravité.

Cette bactérie peut se retrouver dans les aliments provenant de la vache ou du bœuf, c'est-à-dire le lait et la viande. Dans la mesure où elle est très sensible à la chaleur, la cuisson de la viande ou la pasteurisation du lait la détruisent aisément et font disparaître tout risque de contamination.

La consommation de viande crue doit donc être bannie avant l'âge de 3 ans, mais également celle de viande hachée mal cuite, c'est-à-dire avec encore une zone rouge et saignotante au cœur du steak haché. Le problème est différent lorsque la viande n'a pas été hachée avant d'être cuite car les bactéries se trouvent uniquement à la surface de la viande et sont donc détruites par la cuisson, même lorsqu'il persiste une partie saignante au cœur du beefsteak. Mais lorsqu'elle est hachée encore crue, les bactéries présentes à la surface peuvent se retrouver au centre du steak haché et échapper ainsi à la cuisson si elle est insuffisante.

La consommation de fromages au lait cru est également proscrite avant 3 ans. Seuls les fromages au lait pasteurisé (c'est écrit sur l'étiquetage du fromage) ou à pâte cuite (gruyère, emmental, mimolette, etc.) peuvent être donnés à un nourrisson ou un jeune enfant. Il faudra donc attendre un peu pour leur faire découvrir l'étendue du patrimoine fromager de notre pays.

CHAPITRE VII

Les questions générales de nutrition

92. Quels sont les risques d'un manque de fer ?

Le fer est un minéral essentiel chez l'enfant car il intervient dans de très nombreux processus biologiques. Il est en effet indispensable pour la fabrication des globules rouges (plus exactement de l'hémoglobine qui transporte l'oxygène du poumon vers les organes), le fonctionnement des systèmes de défense de l'organisme contre les infections et la maturation du cerveau. Il joue également un rôle dans beaucoup d'autres processus physiologiques comme la protection contre le stress oxydatif, la production d'énergie par les cellules, l'utilisation des graisses ou la synthèse des bases de l'ADN.

Des apports insuffisants en fer entraînent donc une anémie (par manque de globules rouges) responsable d'une fatigue importante, d'une plus grande susceptibilité aux infections, d'un retard de développement mental et psychomoteur, et de troubles du comportement (hyperactivité). D'autres conséquences non encore identifiées sont probables, compte tenu de la participation du fer à de multiples autres voies métaboliques de l'organisme.

On remarquera que tous ces symptômes peuvent passer inaperçus ou, tout du moins, ne pas être attribués de manière évidente au manque de fer. Beaucoup de parents sont ainsi surpris lorsqu'on les informe que l'alimentation de leur enfant ne leur en apporte pas suffisamment car ils ne remarquent rien d'inquiétant chez lui. Il est alors d'autant plus difficile pour le médecin en charge de l'enfant de les convaincre de corriger les erreurs diététiques qu'ils commettent.

93. Comment assurer les besoins en fer ?

Beaucoup d'aliments contiennent du fer, mais son absorption par l'organisme est très variable selon la source alimentaire. Il est ainsi beaucoup mieux absorbé lorsqu'il est apporté par du sang (on parle alors de fer héminique car il est contenu dans l'hémoglobine des globules rouges). De ce fait, dans les viandes, les poissons ou les abats, 15 à 30 % du fer ingéré est absorbé (tous ces aliments contiennent du sang), alors que pour les laitages et les œufs, l'absorption n'est que de 10 % et baisse à moins de 5 % pour les végétaux. Dans les laits infantiles (1er âge, 2e âge et de croissance), le fer ajouté est modifié pour pouvoir être absorbé à 25 %, donc comme le fer héminique.

Compte tenu de la grande variabilité du taux d'absorption du fer, ce n'est pas la richesse d'un aliment en fer qui doit être prise en compte pour calculer les apports en fer, mais la quantité de fer absorbée par l'organisme. Ainsi, si les lentilles (2,8 mg pour 100 g) ou les épinards (2,4 mg pour 100 g) sont plus riches en fer que les viandes de mouton (2 mg pour 100 g), de volaille, de porc et de veau (1,5 mg pour 100 g), les quantités de fer réellement absorbées sont radicalement différentes. En effet, pour absorber 1 mg de fer, il faut ingérer 400 ml de lait 2ᵉ âge, ou 330 ml de lait de croissance, ou 20 l de lait de vache, ou 15 g de boudin noir, ou 60 g de foie de veau, ou 100 g de bœuf, ou 180 g de mouton, ou 220 g de volaille, porc ou veau, ou 480 g de poisson ou 1,25 kg de lentilles ou 2 kg d'épinards. La richesse en fer des épinards, rendue célèbre par Popeye, ou celle des lentilles n'est donc pas une légende, si ce n'est que le fer qu'ils contiennent n'est pratiquement pas absorbé et ne s'avère donc d'aucune utilité...

Les apports alimentaires conseillés en fer sont de 7 à 10 mg par jour entre 0 et 12 ans, et de 13 à 16 mg par jour de 13 à 18 ans. Les besoins sont maximaux (16 mg par jour) chez l'adolescente réglée, car les apports en fer doivent à la fois assurer la croissance accélérée à cet âge et compenser les pertes dans le sang des règles. Mais ces apports conseillés se basent sur le fer ingéré et, comme nous venons de le voir, il est préférable de raisonner en termes de fer absorbé. Les besoins sont ainsi d'environ 1 à 2 mg de fer absorbé par jour entre 0 à 12 ans et de 2 à 3 mg par jour chez l'adolescent.

En reprenant les équivalences en termes de fer absorbé rapportées précédemment, on voit clairement que seuls les laits infantiles (1ᵉʳ âge, 2ᵉ âge et de croissance) et les viandes peuvent raisonnablement assurer les besoins en fer chez l'enfant. Les régimes végétariens (qui excluent les viandes, mais peuvent conserver le poisson, les œufs et les produits laitiers) ou, pire, végétaliens (excluant tous les produits d'origine animale) conduisent ainsi inéluctablement à une carence en fer car les enfants sont incapables d'ingurgiter les gigantesques quantités de végétaux nécessaires pour apporter suffisamment de fer absorbable (voir Q. 117, p. 176).

Avant l'âge de 1 an, l'ingestion d'environ 500 ml de lait 2e âge (soit 1,25 mg de fer absorbé) permet d'assurer les besoins en fer du nourrisson. Ce volume peut être aisément atteint à condition de donner deux ou trois biberons par jour. Il peut être un peu réduit si l'enfant mange de la viande à l'un de ses repas.

Après l'âge de 1 an, seule la consommation de lait de croissance est susceptible de garantir un apport adéquat en fer absorbable jusqu'à ce que l'enfant soit capable de manger au moins 100 g de viande par jour. C'est donc ce dernier critère qu'il faut retenir pour arrêter le lait de croissance, et non l'âge de 3 ans qui figure sur l'étiquetage de ces produits, conformément à la réglementation (voir Q. 28, p. 40).

Chez l'enfant plus âgé, et notamment chez l'adolescent, seule la consommation de viande deux fois par jour est susceptible d'assurer leurs importants besoins en fer. En effet, si on prend le cas de l'adolescente qui doit absorber quotidiennement 3 mg de fer, il lui faut manger 300 g de viande de bœuf par jour pour y parvenir, et bien plus s'il s'agit d'une autre viande (porc, mouton, volailles). À l'exception des grandes carnassières capables d'avaler un beefsteak de cow-boy en un repas, les autres ont intérêt à faire figurer de la viande à au moins deux de leurs menus quotidiens pour croiser adéquatement le fer dont elles ont besoin.

Cette recommandation de consommer de la viande deux fois par jour va perturber de nombreux parents qui ont toujours entendu qu'une seule portion quotidienne était suffisante et qu'un excès pouvait être nocif. Il s'agit d'une idée largement répandue, et peut-être exacte chez certains adultes, mais erronée chez l'enfant et l'adolescent. Nous venons en effet de démontrer que la viande à un seul des repas quotidiens ne permet pas d'assurer les besoins en fer, notamment chez l'adolescent. Quant au risque potentiel d'un excès de protéines, il suffit de tourner quelques pages pour en avoir la réponse et être rassuré (voir Q. 58, p. 78). Les risques hypothétiques liés à l'excès de viande ne peuvent donc que s'effacer devant l'inéluctable déficit en fer auquel conduirait une consommation insuffisante.

On notera tout de même que la portion de viande devra être remplacée par du poisson une à deux fois par semaine pour assurer un apport suffisant en oméga-3 (voir Q. 101, p. 147).

94. Quels sont les risques d'un manque de calcium ?

Le calcium est un minéral très important chez l'enfant et l'adolescent. D'ailleurs, leur organisme en contient une grande quantité. Son rôle primordial tient au fait qu'il s'incorpore dans les os et en assure la croissance et la solidité. Il intervient également dans beaucoup d'autres processus biologiques, dont notamment la contraction des muscles, cœur inclus.

Des apports insuffisants en calcium entraînent principalement une fragilisation des os qui les rend davantage susceptibles de fractures, et cela pour tout le restant de la vie. La carence en calcium peut donc favoriser les fractures de fatigue chez l'enfant sportif (il s'agit de fractures survenant à la suite d'un traumatisme minime qui n'aurait eu aucune conséquence si l'os avait été plus solide). On sait aussi que les femmes qui n'ont pas assez consommé de calcium au cours de leur enfance ou leur adolescence ont davantage de risques de se fracturer le col du fémur après la ménopause. Lorsque le déficit calcique est plus profond, des crampes musculaires peuvent survenir et, à l'extrême, des arrêts cardiaques par défaut de contraction du muscle cardiaque sont possibles.

Mais dans la grande majorité des cas, la carence en calcium est sournoise car elle ne provoque aucun symptôme visible qui pourrait alerter et permettre ainsi des ajustements diététiques. Elle se constitue ainsi très progressivement sans se manifester jusqu'à ce qu'elle soit révélée par une fracture. Seule l'adéquation entre les apports et les besoins de l'enfant permet de la prévenir. Il faut donc être particulièrement vigilant pour ne pas compromettre l'avenir osseux de son enfant.

95. Comment assurer les besoins en calcium ?

Les besoins en calcium sont de 500 mg par jour de 1 à 3 ans, de 700 mg par jour de 4 à 6 ans, de 900 mg par jour de 7 à 9 ans et de 1 200 mg par jour de 10 à 18 ans. L'adolescence est la période de la vie où les besoins sont les plus importants de toute l'existence (ils sont de seulement 900 mg par jour chez l'adulte) car l'accélération de la croissance osseuse à ces âges requiert beaucoup de calcium. Comme pour le fer, l'absorption du calcium par l'organisme est médiocre puisqu'elle est d'environ 30 à 40 % du calcium ingéré. Ce taux d'absorption varie un peu en fonction de la source alimentaire, mais les écarts entre les différents vecteurs alimentaires sont bien moins grands qu'ils ne le sont pour le fer (voir Q. 93, p. 134). De ce fait, et contrairement à ce dernier minéral, il n'est pas nécessaire de calculer les apports en tenant compte de la quantité de calcium réellement absorbée.

Le lait et les produits laitiers représentent la principale source de calcium. Leur teneur en calcium est cependant significativement variable. En effet, pour ingérer autant de calcium (180 mg) que celui contenu dans un verre de lait (150 ml), il faut manger 1 yaourt, ou 3 petits-suisses, ou 20 g de fromage à pâte cuite (gruyère), ou 45 g de fromage à pâte molle (camembert). On remarquera que les petits-suisses, dont les enfants raffolent, ne sont pas très riches en calcium (66 mg par unité), et que les fromages à pâte cuite sont deux fois plus riches en calcium que ceux à pâte molle.

Les eaux minérales constituent également une autre source de calcium intéressante, à condition d'en choisir une qui soit fortement minéralisée. Par exemple, les eaux Courmayeur (565 mg par litre) et Contrex (481 mg par litre) sont riches en calcium, alors qu'Évian (71 mg par litre) et Volvic (10 mg par litre) ne le sont pas du tout. La teneur en calcium des eaux est inscrite sur leur étiquetage. Le calcium de ces eaux est presque aussi bien absorbé par l'organisme que celui du lait, et ce vecteur a l'avantage de ne pas apporter de calories, ce qui peut représenter un atout pour les adolescentes.

Certains végétaux sont aussi relativement riches en calcium comme les épinards (210 mg pour 100 g), le chou (150 mg pour 100 g) ou certaines salades (pissenlit, cresson), mais il est moins bien absorbé que celui du lait ou des eaux minérales. La cuisson peut également diminuer leur teneur en calcium. Les légumes restent toutefois une source marginale de calcium chez l'enfant et l'adolescent, dans la mesure où leur consommation est habituellement trop faible à ces âges pour assurer les importants besoins de cette période de la vie.

La consommation d'au moins trois produits laitiers par jour (lait, yaourt, petit-suisse, fromage) permet d'assurer les besoins en calcium dans la majorité des cas. Les apports en calcium deviennent cependant un réel problème lorsque l'enfant ou l'adolescent n'aime pas ou ne veut plus boire de lait ou manger des produits laitiers, ou lorsqu'une allergie au lait l'empêche d'en consommer.

Il est rare qu'un nourrisson ou un jeune enfant refuse totalement de consommer du lait et des produits laitiers. S'il leur arrive parfois de repousser le lait, beaucoup de produits laitiers continuent à trouver grâce à leurs papilles. Il faut alors juste éviter de ne donner que des petits-suisses en raison de leur teneur en calcium relativement faible par rapport aux autres produits laitiers. En revanche, le problème des apports en calcium se pose sérieusement chez les enfants allergiques au lait, car, lorsqu'ils réduisent leur consommation de lait infantile sans protéines de lait de vache, ils n'ont plus d'autres sources de calcium dans la mesure où les produits laitiers leur sont interdits. Votre pédiatre n'aura alors pas d'autre solution que de lui prescrire une supplémentation médicamenteuse en calcium.

L'adolescence est la période la plus critique pour assurer correctement les besoins en calcium. En effet, non seulement ils sont très importants à cet âge, mais en plus la consommation de lait ou de produits laitiers est souvent réduite chez l'adolescent en raison de l'image d'« aliments pour bébés » qu'ils véhiculent ou des calories qu'ils contiennent, notamment chez l'adolescente. Les eaux minérales riches en calcium peuvent alors être d'un grand secours, qu'elles soient plates (*cf.* supra) ou gazeuses [Contrex fines bulles (486 mg/l), Chateldon (383 mg/l), Salvetat (253 mg/l), Quézac (241 mg/l)]. Les parents d'adolescents doivent donc veiller à remplacer leur eau de table habituelle par une autre riche en calcium et dont le goût convient à leur enfant. Les eaux très minéralisées ont en effet l'inconvénient d'être plus fortes en goût, ce qui peut parfois en limiter la consommation.

96. À quoi servent les vitamines ?

Les vitamines sont des nutriments indispensables au bon fonctionnement de l'organisme et ont la particularité de ne pas pouvoir être synthétisées par l'être humain. Elles doivent donc obligatoirement être apportées par l'alimentation. Les vitamines D et K sont un peu à part dans la mesure où elles peuvent être fabriquées, respectivement par l'action des ultraviolets du soleil au niveau de la peau (voir Q. 63, p. 85) et par les bactéries de la flore intestinale. Mais dans ces deux cas, un apport complémentaire par l'alimentation demeure indispensable pour assurer les besoins car la synthèse par l'organisme est insuffisante.

Le rôle des vitamines est le plus souvent de faciliter l'action de certaines enzymes qui interviennent dans de nombreux processus biologiques (on les appelle des coenzymes). Les quantités de vitamines nécessaires pour exercer ces actions sont cependant très faibles, les carences sont donc très rares. De plus, certaines de ces vitamines peuvent être stockées dans le foie, cette réserve pouvant être utilisée en cas d'apports insuffisants.

Les vitamines du groupe B (B1, B2, B3, B5, B6, B8, B9) se trouvent dans un grand nombre d'aliments différents (végétaux, viande, abats, lait et produits laitiers, œufs, poissons). Les besoins étant très faibles et les sources alimentaires extrêmement variées, il n'existe pas de carences en vitamines du groupe B chez l'enfant dans nos pays développés. Les supplémentations de certains produits industriels sont donc totalement inutiles et ne constituent qu'un simple argument marketing. La vitamine B12 a une place particulière dans la mesure où elle se trouve exclusivement dans les produits d'origine animale (viande, abats, poissons, lait). Les carences sont donc inéluctables chez les végétaliens stricts, mais inexistantes chez les autres, notamment les végétariens (voir Q. 117, p. 176).

La vitamine C se trouve surtout dans les végétaux. Les besoins sont là encore minimes, rendant les carences (scorbut) exceptionnelles, même chez les enfants qui consomment très peu de végétaux (fruits et légumes).

Les vitamines A, D, E et K sont dites liposolubles (solubles dans les graisses). On les trouve surtout dans des produits riches en graisses (huiles, beurre, poissons), mais aussi dans certains végétaux. Les carences sont exceptionnelles, sauf pour la vitamine D lorsque la supplémentation médicamenteuse est insuffisante (voir Q. 63, p. 85).

97. Les enfants qui consomment peu de fruits et légumes risquent-ils d'être carencés en vitamines ?

Dans l'idée de beaucoup de parents, la consommation de fruits et de légumes est indispensable pour assurer des apports adéquats en vitamines. Cette notion est largement confortée par les slogans ubiquitaires qui nous exhortent à manger au moins cinq portions quotidiennes de végétaux. Lorsque leur enfant n'est pas un adepte des fruits et légumes – une situation ô combien fréquente –, le spectre d'une carence vitaminique hante leurs pensées et les mène parfois à des forcings pénibles et souvent peu efficaces, ou à des subterfuges faussement rassurants (voir Q. 78, p. 107).

Que tous ces parents se tranquillisent. Il est vrai que les fruits et légumes sont une source importante de certaines vitamines, mais les quantités nécessaires sont tellement faibles que l'ingestion d'au moins un fruit ou un légume par jour suffit généralement à satisfaire les besoins. La quintuple ration dont on nous rebat les oreilles n'est (heureusement) pas destinée aux enfants. De plus, la présence dans d'autres aliments (viande, œufs, produits laitiers, céréales) de la plupart des vitamines que l'on trouve dans ces végétaux permet presque toujours de compenser le déficit potentiel induit par la faible consommation de fruits et légumes.

Donc, surtout pas de panique, les enfants réfractaires aux fruits et légumes ne risquent pas de manquer de vitamines. En vingt-cinq ans de carrière, j'ai été amené à voir en consultation de nombreux enfants dans cette situation, leur état de santé semblait parfait, leur croissance était régulière et les examens sanguins, lorsqu'ils étaient réalisés, n'ont jamais révélé de carences.

98. Les vitamines sont-elles utiles chez les enfants fatigués ou manquant d'appétit ?

« Docteur, le petit est fatigué et n'a plus d'appétit, vous ne pourriez pas lui donner un peu de vitamines pour qu'il aille mieux ? » Voilà une phrase que les pédiatres entendent à longueur d'année, et que vous avez peut-être vous-même déjà prononcée. Le mot « vitamines » dégage à lui seul une telle vigueur qu'on est guéri rien qu'en le prononçant. Il est possible que les fantasmes qui les accompagnent s'expliquent en partie par cette puissance sémantique.

Au risque de décevoir tous ces parents qui considèrent les vitamines comme un remède miracle, il faut admettre qu'elles n'ont jamais revigoré qui que ce soit ni redonné une faim de loup aux petits mangeurs. Même la célèbre vitamine C n'a pas ces propriétés.

Toutefois certains parents répondront qu'ils ont l'habitude de donner une cure de vitamines à leur enfant parce qu'ils en constatent indéniablement les bénéfices. C'est ce qu'on appelle l'effet placebo, dont l'efficacité est intimement liée à leur conviction. Celle-ci est parfois accentuée par des croyances tendancieuses comme celle qui engage à ne pas prendre de vitamine C le soir en raison de ses prétendues propriétés insomniantes (et donc revigorantes). Certains rétorqueront que même s'il s'agit d'une simple guérison psychique, l'important est qu'elle survienne et se fasse sans crainte, dans la mesure où les vitamines ne peuvent pas être nocives. Détrompez-vous : l'excès de certaines vitamines peut être dangereux (voir Q. 99, ci-dessous) !

99. Y a-t-il un danger à ingérer trop de vitamines ?

En plus de leur consonance engageante, la majorité des vitamines ne présentent aucun danger lorsqu'elles sont ingérées en excès. Cet avantage supplémentaire ajoute de la sérénité dans leur utilisation pour obtenir un effet placebo. C'est probablement une des raisons pour lesquelles votre pédiatre vous prescrit facilement des vitamines lorsque vous lui en demandez.

Il y a cependant deux exceptions, les vitamines A et D dont les excès peuvent être responsables d'effets indésirables parfois sévères. L'ingestion excessive de vitamine A entraîne une hypertension intracrânienne (qui se manifeste par des maux de tête violents et des vomissements), des troubles cutanés, une perte des cheveux et une altération des os. L'excès de vitamine D conduit à une augmentation de la calcémie (taux de calcium dans le sang) responsable d'une perte d'appétit, de nausées, de vomissements, de faiblesse, de nervosité et d'hypertension artérielle. Le calcium s'accumule également dans le rein, le détruisant petit à petit jusqu'à provoquer une insuffisance rénale en cas d'intoxication prolongée.

Dans la mesure où la plupart des suppléments vitaminés pris par les enfants contiennent de la vitamine A et/ou de la vitamine D, les donner inutilement n'est pas si anodin, surtout si les prises sont répétées ou prolongées. Il existe donc un réel danger à manger trop de vitamines. C'est une mauvaise habitude qu'il faut perdre, les compléments vitaminiques ne devant être réservés qu'aux enfants carencés ou risquant de le devenir en raison de l'éventuelle maladie dont ils sont atteints.

100. Jusqu'à quel âge doit-on supplémenter les enfants en vitamine D ?

Nous avons vu que tous les enfants devaient être supplémentés en vitamine D de la naissance à l'âge de 5 ans (voir Q. 64, p. 87). Dans les recommandations officielles, cette supplémentation doit s'interrompre entre 5 et 10 ans et reprendre à cet âge jusqu'à 18 ans. Elle s'effectue selon les mêmes modalités que chez l'enfant plus jeune : deux doses de charge de 80 000 à 100 000 unités de vitamine D, chacune en période hivernale, l'une en novembre, l'autre en février. En raison de la mauvaise observance habituelle des traitements médicamenteux chez les adolescents, ces deux doses peuvent être remplacées par une seule de 200 000 unités de vitamine D donnée en novembre.

La supplémentation doit, comme chez les plus jeunes, être majorée chez les adolescents dont le risque d'avoir une carence en vitamine D est augmenté. Ces adolescents sont dans une situation à risque, soit parce qu'ils ont une exposition solaire moins efficace (peau noire) ou insuffisante (absence d'exposition au soleil au cours de l'été, maladie de la peau empêchant toute exposition solaire, port de vêtements très couvrants en période estivale), soit parce que leur métabolisme de la vitamine D est perturbé (certaines maladies de l'intestin, du foie ou du rein, prise de médicaments interagissant avec le métabolisme de la vitamine D), soit parce que leurs besoins sont augmentés (obèses), soit enfin parce que les apports alimentaires en vitamine D sont trop faibles (végétalisme). Chez ces adolescents, la supplémentation ne devra pas être uniquement hivernale, mais poursuivie toute l'année sous forme d'une dose de charge trimestrielle de 80 000 à 100 000 unités de vitamine D. Chez ces enfants à risque, il est aussi recommandé de poursuivre la supplémentation en vitamine D entre 5 et 10 ans en leur donnant une dose de charge de 80 000 à 100 000 unités de vitamine D en hiver seulement, l'une en novembre, l'autre en février.

101. Est-il important que les enfants mangent du poisson ?

Le poisson est la principale source alimentaire d'acides gras oméga-3 qui sont indispensables au bon développement du système neurologique de l'enfant. Ce sont principalement l'acide docosahexaénoïque (plus connu sous le sigle DHA) et l'acide eicosapentaénoïque (également mieux connu sous le sigle EPA). Pour assurer leurs besoins en oméga-3, les enfants doivent consommer du poisson une à deux fois par semaine. Les études montrent que les enfants et les adolescents qui respectent cette fréquence ont un développement intellectuel meilleur que ceux qui mangent moins de poisson. L'adage qui prétend que le poisson rend intelligent n'est donc pas un mythe !

Mais les enfants ne raffolent généralement pas du poisson, ce qui rend la tâche des parents ardue pour le mettre à leur menu une à deux fois par semaine. Il faut donc chercher dans la grande variété de poissons que nous avons à notre disposition ceux que votre enfant appréciera. Parmi eux, les poissons panés recueillent souvent beaucoup de suffrages auprès des enfants de tous âges ; ils apportent des oméga-3 comme les autres préparations de poissons et il ne faut donc surtout pas hésiter à en abuser, malgré les idées préconçues qui circulent à leur sujet. Quant aux plus récalcitrants pour lesquels aucun poisson ne trouve grâce à leurs papilles, la seule solution reste d'utiliser des huiles végétales (colza, noix, soja) ou des margarines riches en oméga-3 à raison d'une à deux cuillères à café par jour réparties dans l'alimentation. Elles n'apporteront cependant pas l'iode et le fer dont certains poissons peuvent représenter une source intéressante.

S'il est important que les enfants mangent du poisson, les plus jeunes ne devront pas trop en abuser car ils contiennent quelques substances toxiques dont l'accumulation peut s'avérer néfaste (voir Q. 112, p. 169).

102. Pourquoi un enfant devient-il obèse ?

Dans l'imaginaire collectif, souvent entretenu par les professionnels de santé, un enfant devient gros parce qu'il a de mauvaises habitudes alimentaires et ne bouge pas assez. L'image de l'enfant obèse se gavant de fast-foods et de sodas, vautré devant sa télévision, circule dans toutes les têtes. Des milliers d'enfants en surcharge pondérale sont venus consulter dans le service de nutrition pédiatrique que j'ai l'honneur de diriger à l'hôpital Armand-Trousseau à Paris et, étonnamment, la très grande majorité des enfants que nous avons vus ne ressemblent absolument pas à cet archétype entretenu par la rumeur publique. Et même sans travailler dans le centre de référence national de l'obésité de l'enfant, personne ne peut nier qu'il existe une véritable injustice devant la prise de poids excessive. La plupart des enfants ne font pas du tout attention à ce qu'ils mangent, ingurgitent fast-foods, pizzas, sucreries et sodas à volonté, et restent malgré tout minces, alors que d'autres qui bannissent tous ces produits de leur répertoire alimentaire sont irrémédiablement gros. Rendons-nous à l'évidence, l'obésité de l'enfant et de l'adolescent est bien plus complexe qu'une simple conséquence de la malbouffe.

En effet, l'obésité est une maladie des centres cérébraux de régulation du poids qui conduit les enfants atteints à manger davantage et à bouger moins pour rejoindre le poids élevé pour lequel leur cerveau est programmé. *Le comportement alimentaire et l'éventuelle propension à la sédentarité des obèses sont donc la conséquence de leur maladie avant d'en être la cause.* C'est pour cette raison que les enfants que la nature a préservés n'ont aucun risque de devenir obèses, quelle que soit leur alimentation et quel que soit le niveau de leur activité physique. L'obésité est bien une injustice de la nature.

Cette programmation cérébrale peut avoir trois origines, dans l'état actuel de nos connaissances. Elle est principalement génétique, comme en témoigne la fréquente agrégation d'obèses au sein d'une même famille. Bien que l'importance de la génétique dans l'obésité soit une évidence, la grande majorité des gènes en cause n'ont pas encore été identifiés. La deuxième origine possible pourrait être une altération des centres cérébraux de régulation du poids lors de leur développement fœtal. À ce jour, seuls la dénutrition majeure, le tabagisme ou le diabète pendant la grossesse ont été identifiés comme pouvant prédisposer l'enfant qui va naître à une obésité ultérieure. Enfin, certains événements de la vie sont probablement susceptibles de modifier la programmation initiale des centres cérébraux et conduire à une surcharge pondérale. Ils ont tous en commun d'atteindre le cerveau : choc émotionnel intense, traumatisme crânien sévère, médicaments ou hormones agissant sur le cerveau, insuffisance prolongée de sommeil. D'autres pistes sont en cours d'exploration, notamment celle de la flore intestinale dont la composition est spécifique à chaque individu (comme son ADN) et différente chez les obèses et les non-obèses.

Il faut donc cesser de considérer les enfants obèses comme des êtres incapables de résister à la tentation ou des fainéants nonchalants qui restent gros uniquement parce qu'ils manquent de volonté. L'obésité n'est pas liée non plus à de mauvaises habitudes alimentaires inculquées par des parents laxistes, souvent indûment culpabilisés par la responsabilité qu'on leur fait endosser. Il s'agit d'une véritable maladie constitutionnelle contre laquelle il faut lutter toute sa vie. Ceux qui n'ont jamais eu à vivre ce combat de tous les instants ne peuvent imaginer la souffrance des enfants obèses et de leurs parents. Puissent ces quelques éclaircissements leur apporter l'indulgence jusque-là obérée par l'ignorance[1].

1. Ce sujet particulièrement important mériterait un développement bien plus conséquent que ne le permet la configuration de cet ouvrage. J'invite donc ceux qui voudraient en savoir davantage à lire un livre que j'ai écrit il y a quelques années, ils devraient y trouver beaucoup de réponses aux nombreuses interrogations que ces explications ont dû susciter (P. Tounian et S. Amor, *Obésité infantile : on fait fausse-route !*, Paris, Bayard, coll. « Aux côtés des enfants », 2008).

CHAPITRE VIII

Les peurs alimentaires

103. Le sucre raffiné est-il nocif ?

Dans la quête d'une alimentation jugée plus saine, le sucre raffiné (ou sucre blanc) est souvent banni au profit du sucre roux. Mais si la nocivité potentielle du sucre raffiné semble une évidence pour les adeptes de cette sélection glucidique, ils restent curieusement perplexes lorsqu'on leur demande s'ils connaissent la différence entre le sucre raffiné et le sucre roux. Heureusement, car leur croyance fondrait… comme un sucre dans l'eau !

Le sucre, en morceau ou en poudre, que nous mettons dans le lait, les yaourts ou les petits-suisses de nos enfants est du saccharose extrait de la canne à sucre ou de la betterave. Le sucre roux se distingue du sucre blanc (raffiné) par la présence de matières colorantes, minérales et aromatiques, issues de la tige de la canne à sucre ou d'un processus de caramélisation du sucre blanc pour la betterave. En d'autres termes, le sucre roux est du sucre blanc contenant des déchets végétaux de la canne à sucre ou ayant subi un chauffage prolongé dans le cas de la betterave. Ces deux types de sucres ont donc une saveur différente, plus ou moins appréciée par les enfants, mais le sucre blanc n'est bien sûr pas plus nocif que le sucre roux ! Quant au contenu minéral plus important du sucre roux, il est tellement faible (moins de 1 % de minéraux) qu'il ne peut lui conférer un quelconque bénéfice.

104. Faut-il privilégier les aliments et boissons sans sucres ajoutés ?

L'absence de sucres ajoutés est devenue un puissant argument commercial que les industriels mentionnent ostentatoirement sur l'étiquetage des aliments et des boissons qu'ils vendent. Cela laisse croire que les sucres ajoutés sont plus nocifs que les sucres naturellement présents dans ces denrées. Les parents ont donc tendance à privilégier les produits sans sucres ajoutés pour leur enfant. Il s'agit pourtant d'une absurdité scientifique qui peut conduire à une information erronée.

Pourquoi une absurdité scientifique ? Parce que les sucres ajoutés sont exactement les mêmes que ceux présents naturellement dans les fruits et légumes. En effet, ces sucres ajoutés sont du glucose, du fructose et/ou du saccharose provenant de végétaux (canne à sucre, betterave, maïs, blé). Les procédés industriels qui en permettent l'extraction ne modifient en rien leur conformation moléculaire. Ce sont donc exactement les mêmes molécules que celles qui se trouvent dans la totalité des aliments naturels que les enfants ingèrent.

Ce sont peut-être les mêmes molécules, dites-vous, mais ces sucres sont « ajoutés » et rendent donc les produits qui les contiennent plus sucrés, et donc plus caloriques qu'à l'état naturel. Eh bien, c'est cette idée qui est erronée car la majorité des aliments et boissons dans lesquels des sucres sont ajoutés ne sont ni plus sucrés ni plus caloriques que leurs équivalents indemnes de tout ajout. Par exemple, le Coca-Cola, qui contient 100 % de sucres ajoutés, est autant ou moins sucré (10,6 g/100 ml) que le jus d'orange (9,8 g/100 ml), le jus de pomme (10,0 g/100 ml), le jus d'ananas (12,5 g/100 ml) ou le jus de raisin (16,2 mg/100 ml), tous 100 % pur fruit et sans sucres ajoutés. Quant aux aliments déjà naturellement sucrés, une lecture attentive de leur étiquetage montre que la plupart de ceux estampillés « sans sucres ajoutés » sont suffisamment sucrés et ne nécessitent donc pas de glucides additionnels. L'objectif d'un ajout de sucres est de conférer à l'aliment ou la boisson qui en bénéficie une saveur conforme à celle que le consommateur attend lorsque son état naturel ne permet pas de satisfaire cette attente. Il peut donc arriver que le produit final soit plus sucré, mais la quantité de sucres apportée reste le plus souvent similaire à celle d'un produit équivalent naturellement davantage sucré. Les purées de fruits sont un bon exemple, car leur saveur sucrée dépend beaucoup de la maturité et de la nature des fruits qu'elles contiennent. On y ajoute du sucre lorsqu'il n'y en a pas suffisamment dans les fruits utilisés, et au final tous les produits contiennent la même quantité de sucres, qu'ils soient ou pas « sans sucres ajoutés ». Et rappelons qu'il s'agit exactement des mêmes sucres !

Il n'est donc plus nécessaire de scruter l'étiquetage des aliments que vous achetez à vos enfants pour exclure toute présence de sucres ajoutés. Si votre objectif est de réduire au maximum les apports en sucres de votre enfant, lisez dans un premier temps la partie consacrée à ce sujet dans cet ouvrage (voir Q. 60, p. 81). Et si votre phobie du sucre persiste, regardez plutôt la composition exacte du produit, vous serez surpris de constater que les produits sans sucres ajoutés sont loin d'être toujours les moins sucrés.

105. L'aspartame est-il dangereux chez l'enfant ?

L'aspartame est un édulcorant dont le pouvoir sucrant est 100 à 200 fois supérieur à celui du saccharose (sucre blanc). Les quantités d'aspartame nécessaires pour donner un goût sucré aux aliments et aux boissons qui en contiennent sont donc très faibles et permettent de considérablement réduire, voire d'annuler l'apport calorique du produit. Il est abondamment utilisé depuis longtemps, principalement dans les sodas, et ainsi beaucoup consommé par les enfants et surtout les adolescents.

Probablement en raison d'une consommation continuellement croissante, certains dénoncent depuis de nombreuses années la nocivité de l'aspartame. Ils l'accusent d'être cancérigène, de favoriser les malformations fœtales et de provoquer des accouchements prématurés. En 2013, le gouvernement a conforté cette idée en envisageant une taxe sur les produits contenant de l'aspartame, arguant de sa dangerosité potentielle.

Bien entendu, les instances nationales et européennes chargées de la sécurité sanitaire des aliments ont été interpellées à plusieurs reprises. Elles ont invariablement émis le même avis, stipulant que les données disponibles ne permettaient pas de conclure à une quelconque toxicité de l'aspartame, à condition de respecter la dose journalière admissible (DJA), c'est-à-dire le seuil à partir duquel une éventuelle toxicité était susceptible d'apparaître.

Ce seuil est de 40 mg par kilo de poids et par jour pendant une durée de soixante-cinq ans (cette durée est dictée par la définition de la DJA). À quoi cette dose correspond-elle ? Pour y répondre, prenons l'exemple d'une boisson largement consommée par les enfants et les adolescents, le Coca-Cola. Pour un enfant d'environ 10 ans pesant 30 kg, ce seuil est atteint à partir de 5 litres par jour de Coca Light ou 3 litres par jour de Coca Zéro. Rappelons que ce volume est la limite à partir de laquelle un risque de toxicité peut apparaître, à condition de maintenir ce rythme *quotidiennement* pendant soixante-cinq ans et d'augmenter les quantités ingérées avec l'âge (et donc le poids). Juste pour information, les volumes des mêmes boissons passent respectivement à 10 et 6 litres *par jour* pour un adolescent de 60 kg…

Cette démonstration par l'absurde démontre clairement qu'il n'y a aucun risque à donner de l'aspartame à un enfant ou un adolescent, n'en déplaise à ceux qui prétendent indûment le contraire ou qui en profitent pour renflouer les caisses de l'État.

On a également accusé l'aspartame en particulier et les édulcorants en général de ne pas permettre aux enfants et aux adolescents de se déshabituer du goût sucré. Cette notion a déjà été abordée chez le nourrisson et le jeune enfant (voir Q. 60, p. 81), la réponse est identique chez les enfants plus âgés. Le sucre n'est pas une drogue, l'habitude au goût sucré n'existe pas, on peut donc oublier ce risque qui ne repose sur aucune donnée scientifique sérieuse.

106. L'huile de palme est-elle dangereuse pour la santé des enfants ?

Dans l'imaginaire collectif, l'huile de palme est devenue un véritable poison que beaucoup d'industriels cherchent à éliminer de leurs produits. Tous les laits infantiles contenaient de l'huile de palme dont certains fabricants souhaitent aujourd'hui se débarrasser. L'absence d'huile de palme est d'ailleurs désormais un argument de vente convaincant et fleurit sur les étiquetages. Cette phobie généralisée démontre la puissance de certains lobbies idéologiques car l'huile de palme ne présente absolument aucun danger pour la santé des enfants.

Comment l'huile de palme a-t-elle acquis son statut de danger public ? Elle se distingue des autres huiles végétales par sa richesse en graisses saturées, réputées être de « mauvaises graisses ». L'huile de palme contient effectivement 49 % de graisses saturées, c'est-à-dire bien plus que les huiles d'arachide (20 %), d'olive (15 %), de maïs (12 %), de tournesol (12 %), de noix (9 %) et de colza (6 %). L'excès de graisses saturées est en effet susceptible – chez l'adulte – de favoriser les accidents cardiaques, d'où leur mauvaise réputation.

Pourquoi l'huile de palme est-elle autant utilisée par les industriels ? Ces derniers ont longtemps utilisé le beurre qui, comme l'huile de palme, est riche en graisses saturées (68 %). Devant les accusations portées sur les dégâts cardio-vasculaires que le beurre était susceptible de provoquer, et surtout en raison de la meilleure rentabilité économique de l'huile de palme, cette dernière a supplanté le beurre dont elle partage certaines caractéristiques intéressantes pour les industriels, comme la consistance solide à température ambiante.

Si l'huile de palme en excès peut, comme le beurre, être nocive pour le cœur et les artères chez l'adulte, ce n'est absolument pas le cas chez l'enfant. Les apports en graisses, y compris saturées, sont même le plus souvent inférieurs aux apports recommandés à cet âge, notamment avant 3 ans où elles doivent représenter 45 à 50 % des apports caloriques de la journée (voir Q. 87, p. 123). Il ne faut donc pas réduire la consommation de graisses chez l'enfant, mais au contraire l'augmenter sans aucune arrière-pensée dans la mesure où elles ne sont pas dangereuses pour les artères à cet âge.

Pour être définitivement convaincu de la totale innocuité de l'huile de palme chez l'enfant, il suffit de remarquer que son principal acide gras, l'acide palmitique, représente le quart des graisses contenues dans le lait de femme. Il serait étonnant que la nature ait prévu de mettre un poison dans le lait maternel…

Mais alors, pourquoi tant de haine ? En réalité, le seul problème de l'huile de palme est écologique. Les palmiers à huile ne peuvent pousser que dans des régions tropicales où de larges déforestations sont nécessaires pour permettre leur plantation, notamment en Malaisie et en Indonésie. On ne peut que déplorer une telle destruction de la nature et éventuellement la dénoncer, mais les lobbies ont imaginé qu'attribuer une prétendue toxicité à l'huile de palme serait probablement plus efficace pour en réduire la consommation. C'est terriblement malhonnête, mais de toute évidence plus convaincant.

107. Quels sont les véritables dangers pour la santé des OGM ?

Comment peut-on imaginer que les organismes génétiquement modifiés (OGM) puissent ne présenter aucun danger pour la santé des enfants ? Des paysans, éternels garants de la production saine et naturelle de végétaux, fauchent les champs d'OGM, des chercheurs français dénoncent le potentiel cancérigène des OGM en exhibant des rats déformés par de volumineuses tumeurs, et nos politiques perpétuent le moratoire sur les OGM en France. *Et pourtant, il n'y a aucun risque pour la santé à consommer des OGM…*

Que sont exactement les OGM ? Ce sont des végétaux dont l'ADN a été modifié pour lui conférer des propriétés bénéfiques pour sa culture (tolérance aux herbicides, résistance aux attaques de parasites) ou, plus rarement, pour améliorer ses qualités gustatives et/ou esthétiques. En fait, cette technique permet simplement d'accélérer les processus de sélection génétique que les agriculteurs utilisent pour tous les végétaux que nous consommons. Pour nous offrir de beaux et bons fruits et légumes, des milliers de plants sont minutieusement examinés pour repérer la survenue d'une mutation génétique naturelle octroyant les propriétés agricoles, organoleptiques ou esthétiques recherchées. Seule cette lignée est conservée pour produire les végétaux proposés à la consommation. La totalité des fruits et légumes que nous mangeons sont donc des organismes génétiquement modifiés par sélection. Le résultat obtenu est identique, mais beaucoup plus long et fastidieux que l'utilisation des techniques transgéniques.

De nombreux OGM sont autorisés en Europe (France exclue) et sur le continent américain. Avant d'obtenir ce label, ils subissent d'innombrables tests toxicologiques chez l'animal sous la surveillance des plus hautes instances. Pour parvenir sur le marché, ils doivent avoir fait la preuve d'une totale innocuité. Ils doivent ensuite acquérir une autorisation de mise sur le marché par les très méticuleuses agences de sécurité alimentaire. Le chemin est ainsi particulièrement long et semé de contrôles drastiques. On peut donc être pleinement rassuré sur l'absence d'un quelconque risque pour la santé de ces produits lorsqu'ils sont jugés propres à la consommation. L'absence de toxicité déçoit d'ailleurs les nombreux opposants aux OGM, qui ne peuvent étayer leur combat par des preuves tangibles. Et que faites-vous des chercheurs français qui ont dénoncé le potentiel cancérigène des OGM, me rétorquez-vous ? Probablement en raison de la large couverture médiatique de cette étude, les six académies de médecine, d'agriculture, de pharmacie, des sciences, des technologies et vétérinaire se sont immédiatement penchées sur ce travail. Elles ont dénoncé son irrecevabilité scientifique qui ne saurait remettre en cause l'innocuité du maïs génétiquement modifié qui avait été utilisé dans ces expériences. Fait rare, elles ont même contesté l'absence de conflits d'intérêt de certains auteurs de ce travail, compte tenu de leur fort engagement écologique.

Malgré tout, les politiques français maintiennent le moratoire sur les OGM. La bonne image des paysans défendant leur gagne-pain, le risque qu'ils feraient encourir à l'environnement (pourtant jamais confirmé par les comités d'expertise), la puissance financière des firmes américaines commercialisant les OGM et l'opinion publique majoritairement méfiante envers les OGM expliquent probablement cette décision. On ne peut qu'être surpris car il n'y a vraiment aucun risque à donner des OGM à vos enfants. Et en attendant que cette interdiction soit levée, ne paniquez plus si vous ne trouvez pas la mention « sans OGM » sur la boîte de votre maïs favori !

108. Les produits bio sont-ils meilleurs pour la santé ?

Les aliments bio ont le vent en poupe. Jugés plus sains, ils suscitent un engouement croissant, notamment au sein des familles préoccupées par les dangers potentiels liés à l'alimentation. Certaines municipalités imposent même le bio dans les cantines scolaires, moyennant une augmentation du prix des repas. Mais toute cette exaltation est-elle justifiée ?

L'analyse des produits bio montre que leur composition est parfois meilleure que leurs équivalents non bio. Ils contiennent effectivement davantage d'acides gras poly-insaturés, de vitamine C et de polyphénols, mais leur contenu en glucides, minéraux et oligo-éléments est identique. Les différences sont cependant très faibles et aucune des études réalisées n'a pu démontrer que ces caractéristiques pouvaient avoir un effet bénéfique pour la santé.

Si ces aliments bio ne sont pas bénéfiques pour la santé, peut-être sont-ils moins nocifs ? Les végétaux bio contiennent certes moins de nitrates dans la mesure où l'utilisation d'engrais azotés est interdite. Les nitrates n'exposent à aucun danger, c'est leur transformation en nitrites qui peut s'avérer toxique. Cette conversion se fait sous l'action de bactéries nitrifiantes lorsque les fruits et légumes contenant les nitrates sont conservés dans des conditions inappropriées. Les intoxications aux nitrites (responsables d'une méthémoglobinémie chez le nourrisson qui devient bleu car le transport de l'oxygène par les globules rouges est altéré) s'observaient jadis, typiquement avec des carottes pleines de nitrites conservées pendant de longues semaines dans une cave peu réfrigérée puis servies sous forme de soupe. Les bactéries nitrifiantes pouvaient se multiplier à souhait. Les conditions actuelles de conservation des fruits et légumes ont quasiment fait disparaître le risque de transformation des nitrates en nitrites, et donc les dangers potentiels liés aux nitrates en excès dans les produits non bio. On notera que le cahier des charges des laits infantiles et petits pots impose des contenus en nitrates similaires aux normes « Agriculture biologique ». Les aliments pour enfants bio n'offrent donc aucun avantage en termes de présence de nitrates.

Si l'absence de nitrates n'a pas d'intérêt, la présence moindre de pesticides dans les produits bio en a-t-elle un ? Il y a effectivement trois à quatre fois moins de pesticides de synthèse dans les produits bio. Mais cela ne signifie pas qu'ils ne contiennent aucun pesticide puisqu'ils sont imbibés de pesticides naturels (roténone, pyréthrine, cuivre, soufre, azadirachtine, etc.). Ces derniers se distinguent de leurs homologues de synthèse par une totale innocuité pour l'environnement, mais ils sont tout aussi toxiques pour l'être humain, et notamment pour l'enfant ! Comme pour les nitrates, le cahier des charges des aliments pour enfants impose des concentrations maximales de pesticides identiques à celles des produits bio.

Décidément, impossible de trouver un quelconque effet bénéfique pour la santé en faveur des produits bio. Mais pire encore, les contaminations bactériennes sont plus fréquentes dans les aliments bio. L'utilisation d'engrais naturels comme le fumier peut être responsable d'une contamination des végétaux par des bactéries dangereuses. En 2011, la présence d'une bactérie dite tueuse (il s'agissait d'un *Escherichia coli* entéro-hémorragique) dans des graines germées bio cultivées dans du fumier a fait plusieurs dizaines de morts en Allemagne et en Suède. De plus, l'interdiction des antibiotiques chez les animaux estampillés bio peut favoriser la contamination bactérienne des poulets (*Campylobacter*) et des œufs (salmonelles), et provoquer de sérieux troubles digestifs, notamment chez les enfants.

Les carottes (bio) semblent cuites pour les bénéfices santé, mais peut-on au moins espérer que les produits bio aient davantage de goût ? Toutes les expériences faites en aveugle (les participants ne savaient pas si le produit consommé était bio ou pas) n'ont montré aucune différence, à condition de choisir des produits de qualité équivalente (donc des produits non bio aussi coûteux que leurs homologues bio).

En conclusion, non, les produits bio ne sont pas meilleurs pour la santé. Leur seul intérêt possible est de préserver l'environnement. Manger bio est donc un acte écologique militant tout à fait respectable, qui justifie le prix plus élevé des produits bio.

109. Le lait de vache peut-il être nocif ?

Propagée avec talent par des discours convaincants, la peur du lait gagne du terrain. C'est ainsi que certains l'accusent d'être responsable de multiples maux chez l'enfant comme les infections ORL à répétition, l'asthme, la toux chronique, les troubles du comportement, la fatigue ou les douleurs abdominales ; chez l'adulte il favoriserait la survenue de cancers. Qu'en est-il vraiment ?

L'allergie aux protéines du lait de vache est la plus fréquente des allergies du nourrisson puisque 1 à 2 % d'entre eux en sont atteints. Elle peut se manifester par un œdème du visage (œdème de Quincke), une éruption cutanée (urticaire, eczéma), une crise d'asthme, une toux, des pleurs, des troubles digestifs (vomissements, diarrhée), ou un arrêt de la croissance. Son diagnostic répond à des critères bien précis que votre pédiatre connaît bien. Elle disparaît dans la grande majorité des cas au cours de la deuxième année de vie. Les allergies au lait sont donc très rares après cet âge et ne justifient pas les nombreuses exclusions du lait préconisées chez l'enfant et l'adolescent.

L'intolérance au lactose (le sucre du lait) est exceptionnelle avant 4 ans, mais sa fréquence augmente progressivement au-delà de cet âge pour atteindre 10 à 20 % à l'âge adulte. Elle se manifeste par des douleurs abdominales, un ballonnement et une diarrhée lors de l'ingestion de lait. En revanche, les laits appauvris en lactose (Matin léger, Pâturage Digestion légère, etc.) et les produits laitiers pauvres en lactose (yaourt, petit-suisse, fromage blanc, fromages à pâte dure) sont parfaitement tolérés et doivent absolument être conservés pour assurer la minéralisation osseuse. Une exclusion totale de tous les produits laitiers n'est donc pas nécessaire.

En dehors de ces deux entités bien définies, la suppression du lait n'est pas justifiée. Elle est d'ailleurs difficile à mettre en place au quotidien, tant le lait est présent dans notre alimentation. L'élimination de tout produit laitier du régime des enfants et des adolescents est même particulièrement délétère, dans la mesure où elle conduit à une carence en calcium susceptible de favoriser la survenue de fractures osseuses (voir Q. 94, p. 137). Chez le nourrisson, la peur du lait peut conduire au remplacement des laits infantiles par des substituts inadaptés à base de végétaux dont les conséquences peuvent être dramatiques (voir Q. 86, p. 121).

Si un professionnel de santé vous conseille d'arrêter le lait pour combattre les otites à répétition ou la fatigue de votre enfant, ou pour lui éviter la survenue d'un cancer plus tard dans sa vie, surtout ne l'écoutez pas et allez voir votre pédiatre. Il vous confirmera que cette exclusion n'est pas justifiée et préservera ainsi le capital osseux de votre enfant.

110. Le gluten peut-il être nocif ?

Le gluten est une protéine présente dans le blé. Comme le lait, le gluten est consommé quotidiennement dans notre alimentation.

L'allergie au blé est de plus en plus fréquente, mais sa prévalence reste inférieure à celle au lait chez l'enfant. Elle peut se manifester par les mêmes symptômes que l'allergie au lait (voir Q. 109, p. 165). Son diagnostic sera également aisément fait par votre pédiatre.

L'intolérance au gluten ou maladie cœliaque se traduit typiquement par un arrêt de la croissance, une diarrhée, un ballonnement abdominal et une tristesse de l'enfant, mais elle peut revêtir bien d'autres formes de diagnostic plus difficile. Votre pédiatre confirmera son existence après des examens de sang, voire une biopsie intestinale faite par endoscopie digestive. Ce diagnostic, s'il est confirmé, impose une exclusion du gluten à vie.

En dehors de ces deux situations précises, il n'y a aucune justification à éliminer le gluten de l'alimentation d'un enfant. Contrairement au lait, son exclusion du régime alimentaire n'expose à aucune carence, mais elle reste singulièrement difficile compte tenu de son omniprésence dans notre alimentation.

Cependant, vous rencontrerez peut-être des parents qui vous affirmeront que le comportement de leur enfant autiste s'est nettement amélioré après exclusion du gluten. Devant la fréquence de ce retour de familles d'enfant autiste, l'Agence nationale de sécurité sanitaire (Anses) avait été saisie en 2009 (elle s'appelait alors l'Afssa) pour donner son avis. Après une étude attentive de l'ensemble des données objectives disponibles sur le sujet, elle a déclaré que l'exclusion du gluten n'avait jamais démontré son efficacité dans le traitement de l'autisme. Elle a également émis l'hypothèse que les modifications du comportement constatées étaient probablement liées à l'inévitable changement de régime alimentaire qu'induisait l'exclusion du gluten, mais que les traits autistiques restaient, eux, inchangés.

Donc, malgré les rumeurs que vous entendrez, épargnez à votre enfant un régime compliqué à suivre, et surtout inutile.

111. Est-il mauvais pour la santé de l'enfant de manger trop de viande ?

Vous avez toujours entendu dire qu'il ne fallait manger de la viande qu'une fois par jour car des apports carnés excessifs pouvaient être nocifs. Par viande, on entend les viandes rouges (bœuf, cheval) et blanches (mouton, porc, gibiers, volailles), le jambon et les abats. La plupart des manuels de diététique insistent d'ailleurs bien sur cette recommandation, quel que soit l'âge. L'excès de viande a ainsi été accusé de favoriser les maladies cardio-vasculaires, le cancer, l'obésité ou de fatiguer les reins. Si certaines de ces accusations sont envisageables chez l'adulte, elles ne le sont nullement chez l'enfant et l'adolescent. Manger trop de viande entraîne des apports excessifs en protéines, dont on a vu qu'elles n'étaient pas délétères chez l'enfant (voir Q. 58, p. 78), et en graisses d'origine animale qu'il n'est pas nécessaire de limiter chez l'enfant, d'autant plus qu'il est jeune (voir Q. 87, p. 123). Imposer à l'enfant de ne manger de la viande qu'une seule fois par jour est donc de l'adultomorphisme, c'est-à-dire l'application à l'âge pédiatrique de recommandations qui concernent seulement les adultes.

Nous rappellerons d'ailleurs que les enfants et les adolescents doivent consommer suffisamment de viande pour assurer leurs besoins en fer et que, dans la majorité des cas, seule la présence d'un produit carné à *deux* des repas quotidiens permet d'y parvenir (voir Q. 93, p. 134). Les familles carnassières peuvent donc se rassurer et continuer à présenter sans aucune crainte de la viande deux fois par jour à leurs enfants. Elle devra cependant être remplacée une à deux fois par semaine par du poisson (voir Q. 101, p. 147).

112. La consommation excessive de poisson peut-elle être dangereuse ?

De nombreux produits d'origine diverse sont déversés dans les rivières, les mers et les océans, et s'imprègnent dans la chair des poissons que nous consommons. Certains d'entre eux toxiques pour l'homme se retrouvent en quantité significative dans les poissons. Ce sont principalement les métaux lourds (mercure, arsenic) et des pesticides et contaminants chimiques (notamment les dioxines et les polychlorobiphényles [PCB]). Ces produits sont dangereux pour le développement neurologique des enfants, et plus particulièrement pour les plus jeunes d'entre eux.

Nous rappellerons toutefois qu'il est indispensable que les enfants consomment du poisson une à deux fois par semaine pour assurer convenablement leurs besoins en oméga-3 dont la carence peut également être néfaste pour leur développement cérébral (voir Q. 101, p. 147).

En tenant compte de ces deux impératifs, l'Agence française de sécurité sanitaire des aliments a édicté l'avis suivant en 2010. Elle recommande chez tous les enfants de consommer deux portions de poisson par semaine, dont un poisson gras (saumon, sardine, maquereau, hareng, truite fumée), en variant les espèces et les lieux d'approvisionnement (sauvage, élevage, lieux de pêche). Pour les enfants de moins de 3 ans, dont le cerveau est particulièrement vulnérable, elle préconise d'éviter la consommation de poissons dits bioaccumulateurs de PCB : anguille, barbeau, brème, carpe et silure, et de limiter la consommation de poissons prédateurs sauvages : espadon, marlin, siki, requin et lamproie, en raison de leur forte teneur en mercure. Les prédateurs accumulent les toxiques dans leur organisme dans la mesure où ils dévorent des plus petits poissons qui ont eux-mêmes déjà mangé d'autres poissons contaminés encore plus petits, et ainsi de suite.

113. La consommation exagérée de graisses peut-elle être responsable d'une hypercholestérolémie ?

Beaucoup pensent qu'une alimentation trop riche en graisses peut être responsable d'un excès de cholestérol dans le sang (c'est ce qu'on appelle une hypercholestérolémie). S'il est vrai qu'une consommation exagérée de graisses est susceptible d'entraîner une hypercholestérolémie chez l'adulte, ce n'est absolument pas le cas chez l'enfant.

En effet, chez l'enfant et l'adolescent, l'hypercholestérolémie est pratiquement toujours d'origine génétique, transmise par l'un des deux parents, lui-même atteint. Elle résulte le plus souvent d'une anomalie génétique responsable d'une limitation de l'entrée du cholestérol sanguin dans les cellules, et donc d'une élévation de son taux dans le sang. D'autres causes plus rares peuvent augmenter le taux de cholestérol (obésité, hypothyroïdie, anorexie mentale, certains médicaments), mais les valeurs atteintes sont bien inférieures à celles des hypercholestérolémies génétiques et n'exposent donc pas aux mêmes risques cardio-vasculaires. Mais en aucun cas une alimentation trop riche en graisses n'entraînera d'hypercholestérolémie chez le jeune.

En revanche, chez les enfants atteints d'hypercholestérolémie génétique, une diminution de la consommation de graisses saturées est nécessaire pour réduire la concentration de cholestérol dans le sang. Ces mesures diététiques sont le plus souvent insuffisantes dans les formes les plus sévères, qui requièrent alors le recours à des médicaments hypocholestérolémiants : les statines. Ce traitement peut être débuté dès 8-10 ans car le cholestérol commence déjà à cet âge à se déposer dans les artères et expose l'enfant à des accidents cardio-vasculaires précoces (avant 55 ans) potentiellement mortels.

114. Existe-t-il des aliments qui font grossir ?

Dans l'imaginaire collectif, certains aliments et boissons font grossir et d'autres pas. Par exemple, la nourriture des fast-foods, les pâtes à tartiner, les frites, les pizzas, les sucreries, les viennoiseries ou les sodas sont unanimement reconnus comme favorisant la prise de poids et menant à l'obésité. Cette idée est pourtant doublement erronée.

Tout d'abord, parce que, comme nous l'avons déjà précisé plus haut, l'obésité de l'enfant est une maladie des centres cérébraux de régulation du poids qui conduit à une prise alimentaire excessive permettant d'atteindre le poids élevé pour lequel il est programmé (voir Q. 102, p. 149). Pour y parvenir, l'enfant ingurgite les aliments qui lui sont proposés, ces derniers n'étant pas obligatoirement dans le répertoire de ceux « qui font grossir ». À l'inverse, les enfants que la nature a préservés n'ont aucun risque de devenir obèses, même s'ils consomment régulièrement ces fameux aliments prétendus pourvoyeurs d'obésité. Mais aussi et surtout parce que les aliments et boissons censés faire grossir ne sont pas toujours plus caloriques que d'autres n'ayant pas cette réputation. En voici quelques exemples. Un pain au chocolat apporte autant de calories qu'une tranche de pain avec six petits carrés de chocolat (la longueur nécessaire pour 50 g de pain). Un menu fast-food (hamburger, frites, compote, soda) apporte autant de calories qu'un menu classique d'enfant au restaurant (viande hachée, frites, glace, soda). Un verre de Coca-Cola apporte autant, voire moins de calories qu'un même verre de jus de fruits 100 % pur jus et sans sucres ajoutés.

Il n'existe donc pas d'aliments qui font grossir, mais ceux qui sont affublés de ce travers sont habituellement très appréciés par les enfants. *Il faut donc en limiter la consommation, non pas pour éviter l'obésité, mais simplement pour ne pas déséquilibrer l'alimentation et risquer des carences nutritionnelles* (voir Q. 60, p. 81).

115. Doit-on empêcher un enfant qui va à l'école de continuer à boire des biberons ?

Beaucoup de mamans m'avouent penaudes en consultation que leur enfant continue à boire des biberons de lait alors qu'il est âgé de 3 ans, 4 ans ou davantage encore. Cette culpabilité provient des discours affirmant que le maintien du biberon à cet âge avancé est une infantilisation de leur enfant qui risque d'entraver sa maturation. Elles ne les écoutent pas car ces prises alimentaires les rassurent, dans la mesure où elles permettent à leur enfant de maintenir un apport lacté qui disparaîtrait si elles lui retiraient l'objet du délit.

Que toutes ces mères traumatisées se rassurent, continuer à boire un biberon à un âge où il est de coutume de ne plus le faire n'altérera nullement le développement psychologique de leur enfant. Ceux qui prétendent le contraire font de la psychologie imaginaire et n'ont aucun élément objectif pour étayer leurs propos. Mieux encore, d'un point de vue purement nutritionnel, le maintien d'un apport suffisant en lait de croissance au-delà de 2-3 ans est parfois indispensable pour assurer les besoins en fer d'un jeune enfant (voir Q. 93, p. 134). Et si l'ingérer dans un biberon est le seul moyen pour y parvenir, peu importe. Manquer de fer sera bien plus néfaste pour son développement psychologique que conserver son biberon !

116. Doit-on obliger un enfant à prendre un petit déjeuner alors qu'il n'a pas faim le matin ?

Il arrive qu'un adolescent, et plus rarement un enfant, n'ait pas faim le matin et refuse de ce fait de petit-déjeuner. Partir à l'école le ventre vide angoisse beaucoup les parents, qui craignent la fringale en cours de matinée et les conséquences de cette dernière sur la concentration. Ils insistent donc lourdement pour que leur rejeton mange quelque chose le matin, mais leurs suppliques restent le plus souvent vaines. La meilleure attitude à avoir est la suivante.

La plupart de ces enfants récalcitrants au petit déjeuner tiennent parfaitement sans avoir faim jusqu'au déjeuner. Il est alors inutile de les forcer à avaler quoi que ce soit le matin. Certains autres ont cependant un creux en milieu de matinée susceptible d'altérer leur attention en cours. Pour l'éviter, il faut soit les convaincre de manger un peu le matin, mais ils persistent le plus souvent à le refuser, soit leur donner une collation (barre de céréales, banane, biscuits, etc.) qu'ils prendront en milieu de matinée pour caler leur appétit jusqu'au déjeuner.

Mais alors, qu'en est-il de toutes ces recommandations qui affirment que le petit déjeuner est un des repas les plus importants de la journée à n'écarter sous aucun prétexte ou de ceux qui prétendent que son absence fait le lit de l'obésité ? Rappelons que c'est un médecin célèbre qui a promu le petit déjeuner il y a environ un siècle et insisté sur l'importance de consommer des céréales pour se recharger en énergie après une longue nuit de jeûne. Cette idée a depuis été relayée par bon nombre de ses confrères – bien que son bien-fondé n'ait jamais été scientifiquement confirmé – et largement reprise par certains industriels ayant un intérêt commercial dans l'histoire. Et quel était ce fameux médecin ? Le docteur John Harvey Kellogg, rendu encore plus célèbre par la marque homonyme de céréales pour le petit déjeuner… Quant au prétendu risque d'obésité, il repose probablement sur le fait que les enfants obèses sautent plus souvent le petit déjeuner que leurs congénères indemnes de cette maladie. Mais on confond là encore cause et conséquence (voir Q. 102, p. 149). Ce n'est pas parce qu'ils mangent moins le matin qu'ils deviennent obèses, mais parce qu'ils sont en surcharge pondérale qu'ils ont moins faim le matin. En effet, les enfants obèses fabriquent davantage de corps cétoniques la nuit (ce sont eux qui donnent une odeur d'acétone à l'haleine matinale), responsables d'une inhibition de l'appétit au réveil. Ils ne prennent donc pas de petit déjeuner mais se rattrapent par la suite, après avoir évacué leurs corps cétoniques au cours de la matinée.

Les statistiques montrent qu'un tiers des adolescents sautent le petit déjeuner au moins une fois par semaine. Les voilà, eux et leurs parents, rassurés.

117. Les régimes végétariens ou végétaliens sont-ils dangereux chez l'enfant ?

Le végétarisme est une pratique alimentaire qui exclut toutes les viandes, mais autorise d'autres produits d'origine animale : œufs (ovo-végétarisme) ou lait et produits laitiers (lacto-végétarisme). Le végétalisme, lui, écarte du régime alimentaire tous les produits d'origine animale, seuls les végétaux étant consommés.

De plus en plus d'enfants, et surtout d'adolescents, suivent ces types de régimes. S'ils sont imposés par les parents chez les plus jeunes, ils résultent d'une démarche volontaire chez les adolescents. Leurs motivations sont variées : refus de la souffrance animale, dégoût de la viande, amélioration de la santé, contrôle du poids, religion, etc. Ces déviances alimentaires peuvent également toucher les jeunes nourrissons lorsque leurs parents les alimentent par des substituts inadaptés à base de végétaux (voir Q. 86, p. 121).

Ces régimes sont particulièrement dangereux chez l'enfant et l'adolescent, car ils entraînent presque toujours des carences nutritionnelles en raison des importants besoins à cette période de la vie que de telles pratiques alimentaires ne peuvent assurer. La plus fréquente est la carence en fer, dans la mesure où seul celui contenu dans les viandes et les abats est correctement absorbé par l'organisme (voir Q. 93, p. 134). L'absence de lait et de produits laitiers peut conduire à des carences en calcium (voir Q. 95, p. 138). La survenue d'une carence en vitamine B12 est inéluctable chez les végétaliens stricts dans la mesure où cette vitamine se trouve exclusivement dans les produits d'origine animale. Cela démontre bien au passage que le végétalisme est contre-nature chez l'être humain. La carence en vitamine B12 peut être responsable de paralysie (par ce qu'on appelle une sclérose combinée de la moelle) parfois irréversible. Enfin, des complications sévères peuvent atteindre les jeunes nourrissons exclusivement alimentés par des substituts inadaptés à base de végétaux (voir Q. 86, p. 121).

CHAPITRE IX

Les solutions diététiques aux petits maux

118. Comment alimenter un nourrisson pour éviter qu'il devienne obèse ?

Nous avons déjà vu que l'obésité était une maladie des centres cérébraux de régulation du poids en grande partie génétiquement déterminée (voir Q. 102, p. 149) et qu'aucun aliment particulier n'était susceptible à lui seul de faire grossir (voir Q. 114, p. 171). L'obésité n'est donc pas la conséquence d'une mauvaise alimentation, mais celle d'une maladie qui conduit les enfants à manger davantage de calories et à moins en dépenser, c'est-à-dire à moins bouger.

Certains suggèrent cependant que des facteurs alimentaires très précoces, c'est-à-dire au cours des premiers mois de vie, pourraient influer sur le risque d'obésité ultérieure. L'allaitement maternel est ainsi considéré comme un facteur protecteur, alors que diverses attitudes diététiques favoriseraient l'installation d'une surcharge pondérale. Ont ainsi été incriminés une diversification de l'alimentation du nourrisson avant l'âge de 4 mois, un excès de protéines, une prise de poids trop importante dans les premiers mois de vie, la consommation excessive de produits sucrés ou l'introduction trop prématurée d'aliments et de boissons jugés « obésogènes » (fritures, sucreries, pâtes à tartiner, sodas, etc.).

Bien que ces notions soient solidement ancrées dans l'imaginaire collectif ou les convictions de nombreux professionnels de santé, aucune étude sérieuse n'a jamais confirmé leur responsabilité dans le développement d'une obésité ultérieure. Même le sacro-saint allaitement maternel n'a pas fait la preuve de son effet protecteur (voir Q. 19, p. 29). On ne peut cependant exclure que certains facteurs diététiques précoces pourraient effectivement modifier la programmation des centres cérébraux de régulation du poids en cours de maturation du nouveau-né et du jeune nourrisson, et conduire à l'installation d'une obésité quelques années plus tard ; toutefois, dans l'état actuel des connaissances scientifiques, rien ne permet de l'affirmer.

Il reste malgré tout indispensable de respecter certaines règles nutritionnelles qui ont été largement abordées dans cet ouvrage, dont notamment la préférence donnée à l'allaitement maternel, même si la prévention de l'obésité ne figure pas dans leurs objectifs.

119. Comment faire grossir un enfant trop maigre ?

Dans notre société très normative, les gros sont dépréciés, mais les maigres le sont également, surtout les garçons, notamment à l'adolescence. Il nous arrive donc de voir en consultation des enfants trop maigres amenés par leurs parents pour trouver un moyen de les faire grossir. Ils ont souvent déjà essayé de nombreux procédés, ajouter des matières grasses dans les plats, privilégier les aliments à forte densité énergétique, boire des sodas, etc., mais rien n'y fait, leur silhouette demeure toujours aussi fluette. Ils viennent donc chercher un remède miracle.

Notre première tâche est d'éliminer une maladie qui expliquerait ce faible poids, mais nous n'en trouvons habituellement pas car il s'agit le plus souvent d'une maigreur génétiquement déterminée, encore appelée maigreur constitutionnelle. Ces enfants sont programmés pour être minces, comme les obèses le sont pour être en surcharge pondérale. Toute tentative de positivation de la balance énergétique se solde par un échec, car leur système de régulation du poids s'adapte pour conserver le petit poids que leur génétique impose. Il peut arriver qu'après des efforts considérables leur poids augmente de quelques centaines de grammes, voire d'un kilo, mais le moindre relâchement efface en quelques jours les efforts consentis.

Donc soyons honnêtes, aucune mesure diététique n'est susceptible de faire grossir un enfant ayant une maigreur constitutionnelle. Il faut simplement veiller à assurer un bon équilibre nutritionnel pour éviter les carences (voir Q. 70, p. 95). Le seul moyen permettant de modifier l'aspect physique de ces enfants est de leur faire prendre du muscle par le biais d'une activité physique adaptée.

Au-delà des enfants maigres, il n'est pas davantage possible de faire grossir un enfant de poids normal. En fait, le poids de chaque individu est fixé à une valeur génétiquement déterminée que ses systèmes de régulation pondérale ont pour mission de maintenir[1].

120. Quels aliments privilégier et quels aliments éviter en cas de diarrhée ?

Il est habituel en cas de diarrhée de privilégier les aliments comme le riz, les carottes, les bananes, les pommes et les coings, et d'éviter le lait, les crudités, certains fruits et légumes, et les jus de fruits. Mais ces mesures diététiques sont-elles réellement justifiées ?

Les aliments à privilégier cités précédemment sont susceptibles de modifier la consistance des selles en les rendant moins liquides. Ils peuvent donc améliorer leur aspect, mais ne sont nullement efficaces pour empêcher la survenue d'une déshydratation, qui est la seule complication à redouter en cas de diarrhée, notamment chez le nourrisson. Pour être plus précis, lorsque la diarrhée est sévère, avec des selles

1. Ce principe est parfaitement illustré dans le livre d'Eric-Emmanuel Schmitt intitulé *Le sumo qui ne pouvait pas grossir* (Albin Michel, 2009). Les plus grands écrivains peuvent aussi être de remarquables scientifiques…

très liquides et donc un risque de déshydratation élevé, ces aliments n'ont aucune utilité car ils ne préviennent pas cette complication et sont inefficaces en raison de l'importance de la diarrhée. En revanche, lorsque la diarrhée s'estompe et que le risque de déshydratation diminue, voire disparaît, ces aliments peuvent accélérer la solidification des selles, mais cela n'a aucun autre intérêt que de faire plaisir aux parents. Mettre un enfant qui a la diarrhée sous ce régime alimentaire n'est donc pas indispensable, pour ne pas dire inutile. Si vous décidez cependant de le faire, il faudra très rapidement revenir à une alimentation normale. Nous voyons souvent en consultation des enfants gavés de riz et de carottes depuis plusieurs semaines en raison de la persistance de la diarrhée. Il s'agit en fait d'une irritation du côlon par les fibres dures des carottes qui entretiennent donc la diarrhée (on appelle cela un intestin irritable). Le retour à un régime normal permet de faire disparaître la diarrhée.

L'exclusion pendant un à deux jours du lait, des crudités, de certains fruits et légumes et des jus de fruits repose sur le bon sens. Rien ne permet de dire si l'élimination de ces aliments est utile, mais tous les enfants peuvent s'en passer momentanément, sauf les nourrissons pour lesquels le lait représente le principal aliment. Pour ces derniers, la consommation du lait infantile habituel devra être poursuivie, sauf dans les cas les plus sévères de diarrhée où un lait appauvri en lactose sera prescrit par votre pédiatre pour une durée de 8 jours (voir Q. 35, p. 49).

En conclusion, la modification du régime alimentaire n'est pas capitale en cas de diarrhée, celle-ci guérira spontanément dans la majorité des cas. En revanche, la réhydratation est indispensable chez les nourrissons et les jeunes enfants. Elle ne doit pas se faire avec de l'eau ou du Coca-Cola, mais avec des solutés dits de réhydratation orale achetés en pharmacie. Ces solutés se présentent sous forme de sachets de poudre, à diluer dans 200 ml d'eau et à donner en petites quantités et à intervalles rapprochés au nourrisson. Cette réhydratation devra être poursuivie tant que la diarrhée persiste : le nourrisson la refusera de lui-même lorsqu'il ne sera plus déshydraté. Ces solutés de réhydratation ne doivent pas remplacer les biberons de lait ou les repas solides qui devront être maintenus, mais doivent être proposés à volonté entre les repas.

121. Quels aliments privilégier et quels aliments éviter en cas de constipation ?

Lorsqu'un enfant est constipé, ses parents lui proposent davantage de fruits et légumes, et excluent de son menu le riz et les carottes, voire les pommes et les bananes. Ils augmentent également les apports hydriques, parfois sur les conseils de leur médecin. Est-ce utile ?

Les fibres contenues dans les fruits et les légumes facilitent le transit intestinal et peuvent permettre de guérir une constipation sans avoir recours aux médicaments. Mais il est souvent compliqué de faire manger ces végétaux aux enfants, et l'angoisse que la constipation récidive s'ils refusent d'avaler suffisamment de fibres entraîne parfois les parents dans un forcing qui majore l'aversion pour les légumes plus qu'il n'est efficace. Il ne faut alors pas hésiter à aller voir votre pédiatre pour qu'il prescrive des laxatifs, qui seront plus efficients que les fruits et légumes et apaiseront la situation.

En revanche, imaginer que le riz ou les carottes constipent est une pure idée reçue ! Ce n'est pas parce qu'ils améliorent la consistance des selles en cas de diarrhée qu'ils constipent un enfant dont le transit est normal. D'ailleurs, les Asiatiques qui mangent quotidiennement du riz ne sont pas plus constipés que les autres. Une étude faite au Japon a même comparé le transit intestinal de quatre groupes de femmes suivant des régimes différents. Celles qui mangeaient le plus de riz étaient les moins constipées !

Faire boire abondamment un enfant constipé pour améliorer son transit est également une idée reçue. S'il est vrai que la déshydratation favorise la constipation en asséchant les selles, l'hydratation excessive n'a aucun effet sur le transit intestinal. Même l'eau Hépar, réputée accélérer le transit intestinal, n'a jamais vraiment démontré son efficacité dans les constipations persistantes de l'enfant. Sa richesse en minéraux, et notamment en magnésium, peut même être dangereuse chez les jeunes nourrissons. Il faut donc arrêter de gaver d'eau les enfants au transit ralenti !

En conclusion, l'augmentation de la consommation de fibres est utile dans le traitement des constipations bénignes, mais toutes les autres mesures diététiques sont sans intérêt. Dans les formes sévères ou récidivantes, les fruits et légumes sont le plus souvent insuffisants, il faut donc aller consulter le pédiatre car seuls les laxatifs pourront venir à bout de la constipation.

122. Y a-t-il des aliments à éviter chez un enfant qui souffre d'un reflux gastro-œsophagien ?

Le reflux gastro-œsophagien est un trouble bénin lié à la remontée du contenu de l'estomac vers l'œsophage en raison d'un mauvais fonctionnement du « clapet » entre l'estomac et l'œsophage, dont la dénomination médicale est « sphincter ». Il se manifeste par des régurgitations chez les nourrissons, alors que chez les enfants plus âgés, dans la mesure où les régurgitations sont beaucoup plus rares, il se révèle habituellement par l'une des complications qu'il peut entraîner. En effet, le liquide gastrique acide peut irriter l'œsophage (situation très rare chez le nourrisson) ou, lorsqu'il remonte très haut, aller dans les voies respiratoires et provoquer des bronchites ou des laryngites. Il se traite par des laits épaissis AR (antirégurgitations) chez le nourrisson (voir Q. 30, p. 42) et par des médicaments chez l'enfant plus grand.

Vous avez probablement entendu dire, peut-être par votre médecin, qu'il fallait éviter les aliments susceptibles d'irriter l'œsophage ou ceux qui pourraient compromettre encore davantage le fonctionnement du sphincter œsophagien défaillant. Ainsi, dans le premier cas les jus de fruits acides (orange, pamplemousse, etc.), le citron, les condiments, le vinaigre, la moutarde devraient être bannis du menu de votre enfant. Dans le second cas, les boissons gazeuses, le chocolat, les produits à base de menthe ou contenant de la caféine (Coca-Cola) devraient en être exclus car ils entraîneraient un relâchement du sphincter œsophagien.

Toutes ces mesures diététiques sont totalement inutiles. Le pH du liquide gastrique (qui mesure le degré d'acidité) est bien plus acide que celui de tous les aliments et boissons cités. D'ailleurs, jamais un enfant ayant un reflux gastro-œsophagien ne se plaindra de douleurs s'il boit un jus d'orange ou de pamplemousse. Quant aux produits qui diminueraient la pression du sphincter œsophagien, il faut savoir que le reflux gastro-œsophagien n'est pas dû à une diminution du tonus du sphincter œsophagien, mais à un dysfonctionnement qui se caractérise par des relâchements inappropriés survenant en dehors de toute déglutition.

Conclusion

Bien alimenter son enfant n'est finalement pas si compliqué. C'est probablement ce que vous vous dites après avoir lu cet ouvrage. Vous avez raison !

Seules quelques règles simples sont à connaître pour assurer correctement les besoins nutritionnels de votre enfant. Du lait infantile, ou du lait de croissance en quantités suffisantes au cours des premières années. Ensuite, il suffit simplement de respecter les cinq piliers de l'équilibre alimentaire pour être sûr de bien faire : de la viande deux fois par jour pour le fer, du poisson une à deux fois par semaine pour les acides gras essentiels, trois produits laitiers par jour pour le calcium, un ou deux végétaux quotidiens pour les fibres et les vitamines, et des féculents une à deux fois par jour pour les calories.

Comme vous avez pu le lire tout au long de l'ouvrage, nous avons tenu à balayer les nombreuses idées préconçues que vous preniez pour des vérités irrévocables ; soyez soulagée, non, vous n'êtes pas une mauvaise mère parce que vous n'avez pas envie d'allaiter votre bébé. Non, vous n'avez pas à vous culpabiliser si vous choisissez de nourrir votre enfant avec des petits pots. Non, vous n'allez pas habituer votre enfant au goût sucré si vous mettez un peu de sucre dans son petit-suisse. Non, votre enfant ne va pas manquer de vitamines s'il ne mange pas cinq fruits et légumes par jour. Non, vous n'allez pas rendre votre enfant obèse en l'alimentant mal. Non, le bio n'est pas meilleur pour sa santé. Et bien d'autres encore...

Ce sont en tout cas ces perceptions de la nutrition infantile que j'ai tenté de vous transmettre, comme je les ai acquises au cours de ces presque vingt-cinq années de soins, de recherche et d'enseignement. La nutrition de l'enfant est effectivement simple, bien que certains essayent de faire croire que ce n'est pas le cas. J'ai également cherché à toujours privilégier le scientifiquement exact au politiquement correct, au risque de fâcher les nombreux bien-pensants de la nutrition. L'humilité est cependant de rigueur car la nutrition est une science qui évolue au gré des découvertes de la médecine, et la vérité d'un jour n'est pas toujours celle du lendemain.

Pour résumer en quelques mots les secrets d'une bonne alimentation de l'enfant, je dirais qu'il faut appliquer quelques règles simples, faire preuve de bon sens, et ne jamais oublier le sens du bon. *Car il faut toujours garder à l'esprit que, dès le plus jeune âge, l'alimentation doit avant tout rester un plaisir.*

Table

CHAPITRE IV

L'alimentation du nourrisson et du jeune enfant

CHAPITRE V

DANS LA MÊME COLLECTION

Caroline Papeix, *La Sclérose en plaques. S'informer pour mieux se soigner*, 2011.

Ilya Savatovsky, *Le Cancer de la prostate. Les questions que tous les hommes doivent se poser*, 2011.

Thanh Hoang-Xuan, *La Cataracte. Quand la diagnostiquer ? Comment la traiter ?*, 2011.

Nicolas Danchin, *La Maladie coronaire. Éviter la crise cardiaque et ses complications*, 2012.

Florian Ferreri, *La Dépression. 100 questions pour comprendre et guérir*, 2012.

Guillaume Bobrie et Nicolas Postel-Vinay, *L'Hypertension artérielle. Ce qu'il faut savoir pour la surveiller et la traiter*, 2012.

Ilya Savatovsky, *Les Calculs urinaires. Comment les soigner, comment les prévenir*, 2012.

Michel Aubier, *L'Asthme*, 2013.

Pierre Bey, Jean-Pierre Gérard et Martin Schlumberger, *Faut-il avoir peur de la radioactivité ?*, 2013.

Dominique-Adèle Cassuto, *« Qu'est-ce qu'on mange ? » L'alimentation des ados de A à Z*, 2013.

Ouvrage publié sous la responsabilité éditoriale
du Dr Andrée Piekarski

Composition et mise en pages
Nord Compo à Villeneuve-d'Ascq

N° d'impression : 122928 – N° d'édition : 7381-3128-X
Dépôt légal : mai 2014

Cet ouvrage a été imprimé
en mai 2014 par

FIRMIN-DIDOT

27650 Mesnil-sur-l'Estrée

Imprimé en France